Siga a Seta → Oculoplástica em Fluxogramas

Guia Prático de Oftalmologia da USP

Thieme Revinter

Siga a Seta → Oculoplástica em Fluxogramas
Guia Prático de Oftalmologia da USP

Maria Antonieta Ginguerra
Médica Assistente Colaboradora do Serviço de Plástica Ocular do Departamento de Oftalmologia do Hospital das Clínicas da Faculdade de Medicina da Universidade de São Paulo (HCFMUSP)

Suzana Matayoshi
Professora Associada de Oftalmologia da Faculdade de Medicina da Universidade de São Paulo (FMUSP)
Chefe do Serviço de Plástica Ocular do Departamento de Oftalmologia do Hospital das Clínicas da FMUSP

Allan C. Pieroni Gonçalves
Professor de Pós-Graduação da Oftalmologia da Faculdade de Medicina da Universidade de São Paulo (FMUSP)
Chefe do Serviço de Plástica Ocular do Centro Universitário Faculdade de Medicina do ABC (FMABC)

Thieme
Rio de Janeiro • Stuttgart • New York • Delhi

Dados Internacionais de Catalogação na Publicação (CIP) de acordo com ISBD

G492

Ginguerra, Maria Antonieta
Siga a Seta → Oculoplástica em Fluxogramas: Guia Prático de Oftalmologia da USP/Maria Antonieta Ginguerra, Suzana Matayoshi e Allan C. Pieroni Gonçalves. – Rio de Janeiro: Thieme Revinter Publicações Ltda, 2022.

124p., il.; 14 x 21cm
Inclui referência bibliográfica
ISBN 978-65-5572-153-9
eISBN 978-65-5572-154-6

1. Oculoplástica. 2. Oftalmologia. 3. Guia prático. I. Matayoshi, Suzana. II. Gonçalves, Allan C. Pieroni. III. Título.

CDD: 610
CDU: 617.7

Elaborada por Bibliotecária Janaina Ramos – CRB-8/9166

Contato com a autora:
Maria Antonieta Ginguerra
ma@iwserver.com.br

© 2022 Thieme. All rights reserved.
Thieme Revinter Publicações Ltda.
Rua do Matoso, 170
Rio de Janeiro, RJ
CEP 20270-135, Brasil
http://www.ThiemeRevinter.com.br

Thieme USA
http://www.thieme.com

Capa: © Thieme
Créditos Imagem da Capa: imagem da capa combinada pela Thieme usando as imagens a seguir:
Set of Colofull Arrows © Freepik/br.freepik.com
Commercial Real Estate on Chessboard © macrovector/br.freepik.com

Impresso no Brasil por Forma Certa Gráfica Digital Ltda.
5 4 3 2 1
ISBN 978-65-5572-153-9

Também disponível como eBook:
eISBN 978-65-5572-154-6

Nota: O conhecimento médico está em constante evolução. À medida que a pesquisa e a experiência clínica ampliam o nosso saber, pode ser necessário alterar os métodos de tratamento e medicação. Os autores e editores deste material consultaram fontes tidas como confiáveis, a fim de fornecer informações completas e de acordo com os padrões aceitos no momento da publicação. No entanto, em vista da possibilidade de erro humano por parte dos autores, dos editores ou da casa editorial que traz à luz este trabalho, ou ainda de alterações no conhecimento médico, nem os autores, nem os editores, nem a casa editorial, nem qualquer outra parte que se tenha envolvido na elaboração deste material garantem que as informações aqui contidas sejam totalmente precisas ou completas; tampouco se responsabilizam por quaisquer erros ou omissões ou pelos resultados obtidos em consequência do uso de tais informações. É aconselhável que os leitores confirmem em outras fontes as informações aqui contidas. Sugere-se, por exemplo, que verifiquem a bula de cada medicamento que pretendam administrar, a fim de certificar-se de que as informações contidas nesta publicação são precisas e de que não houve mudanças na dose recomendada ou nas contraindicações. Esta recomendação é especialmente importante no caso de medicamentos novos ou pouco utilizados. Alguns dos nomes de produtos, patentes e design a que nos referimos neste livro são, na verdade, marcas registradas ou nomes protegidos pela legislação referente à propriedade intelectual, ainda que nem sempre o texto faça menção específica a esse fato. Portanto, a ocorrência de um nome sem a designação de sua propriedade não deve ser interpretada como uma indicação, por parte da editora, de que ele se encontra em domínio público.

Todos os direitos reservados. Nenhuma parte desta publicação poderá ser reproduzida ou transmitida por nenhum meio, impresso, eletrônico ou mecânico, incluindo fotocópia, gravação ou qualquer outro tipo de sistema de armazenamento e transmissão de informação, sem prévia autorização por escrito.

DEDICATÓRIA

Dedicamos essa edição a todos aqueles que acreditaram e depositaram sua confiança em nós, em todas as etapas da nossa vida no caminho da formação médica: família, professores, colegas e pacientes.

APRESENTAÇÃO

Decisões terapêuticas constituem os maiores desafios diários na prática médica, pois através delas definimos prognósticos. Assim como em outras áreas na Medicina, o correto manejo das afecções oftalmológicas se inicia a partir do conhecimento destas e das indicações de tratamento, quer sejam elas clínicas ou cirúrgicas. Sabemos, entretanto, que temos possibilidades diversas de conduta para cada afecção. Então, como optar? Qual a melhor estratégia a seguir?

SIGA A SETA: Oculoplástica em Fluxogramas – Guia Prático de Oftalmologia USP tem como objetivo auxiliar o oftalmologista geral e o especialista em Oculoplástica em suas escolhas de forma rápida e visual. Esse guia é baseado na experiência do Serviço de Oculoplástica e Órbita do Departamento de Oftalmologia HCFMUSP, onde apresentamos, em 25 capítulos, os temas mais relevantes na área. Para cada assunto temos uma breve introdução com definição, foto, e *red flags*, que são dicas fundamentais sobre o que não podemos esquecer! Em seguida apresentamos o(s) fluxograma(s) e as referências bibliográficas. Enfim, com uma proposta prática e atualizada é possível alcançar o objetivo final: a melhor proposta terapêutica.

Os editores

PREFÁCIO

É com grande satisfação que escrevo o prefácio deste livro.
Primeiro pela sua importância na especialidade, segundo pela capacidade e experiência dos autores.
Ele fornece informações cruciais em uma estratégia eficaz, mostrando etapas para direcionar as decisões terapêuticas nas afecções mais relevantes em Oculoplástica através de fluxogramas didáticos.
Após uma breve introdução ao tema escolhido, o fluxograma é apresentado e aponta o melhor caminho a seguir. Os fluxogramas são embasados em evidência científica, com referência bibliográfica, e baseiam-se na experiência do Setor de Plástica Ocular da Clínica Oftalmologia HCFMUSP, incluindo os recentes avanços na especialidade. É um guia de rápido acesso e grande resolutividade, visando auxiliar os jovens oftalmologistas em formação e aqueles que desejam se aprimorar nesta área tão desafiadora da Oftalmologia.
Escrito por especialistas do departamento de Oculoplástica do Hospital das Clínicas da Universidade de São Paulo, com décadas de experiência em cirurgias e ensino, esta obra oferece uma visão abrangente e objetiva do vasto campo da cirurgia oculoplástica e é leitura essencial para qualquer médico interessado em aprofundar seus conhecimentos nesta especialidade que se expande rapidamente em todo o mundo.
Gostaria de parabenizar os autores por esta obra que vem preencher uma lacuna nas publicações existentes e que será de grande valia para todos os que se dedicam a esta área do conhecimento médico.

Prof. Remo Susanna Jr.
Professor Titular de Oftalmologia
da Faculdade de Medicina da Universidade de São Paulo

PREFÁCIO

Em 1970, portanto, há 52 anos, iniciamos o Serviço de Cirurgia Plástica Ocular na Clínica Oftalmológica do Hospital das Clínicas da FMUSP. Desde então inúmeros médicos, residentes, estagiários e observadores passaram e foram treinados em nosso setor de Oculoplástica do HC.

Além disso, livros e muitos artigos científicos foram realizados, inclusive na área da pós-graduação, por colegas que estudaram e trabalharam nesta Instituição. Agora temos a enorme satisfação de ver publicado este inédito compêndio sobre fluxogramas de diagnóstico e conduta em Cirurgia Plástica Ocular.

Parabenizo os autores, Dr(as) Maria Antonieta Ginguerra, Suzana Matayoshi e Allan C.P. Gonçalves, pela brilhante iniciativa.

Prof. Dr. Eurípedes da Mota Moura
Chefe do Setor de Oculoplástica da Clínica Oftalmológica
do Hospital das Clínicas da FMUSP (1970-2007)
Cofundador da Sociedade Brasileira de Cirurgia Plástica Ocular (SBCPO)

COLABORADORES

ANDRÉ BORBA
Professor e Fundador da Oculoplastics Academy
Médico-Cirurgião Oculoplástico, Especialista em Cirurgia Reconstrutiva e Estética das Pálpebras e Via Lacrimal pela UCLA, EUA
Doutor em Ciências Médicas pela Universidade de São Paulo (USP)

DAVI ARAF
Doutor em Oftalmologia e Assistente Colaborador do Setor de Cirurgia Plástica Ocular do Hospital das Clínicas da Faculdade de Medicina da Universidade de São Paulo (HCFMUSP)
Chefe do Setor de Cirurgia Plástica Ocular, Órbita e Vias Lacrimais do Hospital Cema, SP

IVANA CARDOSO PEREIRA
Médica Assistente Colaboradora no Setor da Plástica Ocular da Universidade de São Paulo (USP) e Universidade Estadual de Campinas (Unicamp)
Doutora e Pós-Doutora pela USP

JANAINA LUCILA BRABO
Médica Colaboradora do Ambulatório de Plástica Ocular, Departamento de Oftalmologia da Faculdade de Medicina da Universidade de São Paulo (FMUSP)
Coordenadora da Oftalmologia do Hospital Alemão Oswaldo Cruz, SP

JOSÉ BYRON V. D. FERNANDES
Professor Adjunto Universidade de Taubaté (UNITAU)
Assistente Doutor do Hospital das Clínicas da Faculdade de Medicina da Universidade de São Paulo (HCFMUSP)

SUMÁRIO

1 CALÁZIO 1
Maria Antonieta Ginguerra ▪ Suzana Matayoshi
Introdução 1
Fluxograma de Tratamento do Calázio 2
Referências Bibliográficas 3

2 XANTELASMA 5
Maria Antonieta Ginguerra ▪ Suzana Matayoshi
Introdução 5
Fluxograma de Tratamento do Xantelasma 6
Referências Bibliográficas 7

3 ENTRÓPIO PALPEBRAL 9
Maria Antonieta Ginguerra ▪ Suzana Matayoshi
Introdução 9
Fluxograma do Tratamento do Entrópio Congênito e Epibléfaro 10
Fluxograma do Tratamento do Entrópio Adquirido 11
Referências Bibliográficas 12

4 ECTRÓPIO PALPEBRAL 13
Maria Antonieta Ginguerra ▪ Suzana Matayoshi
Introdução 13
Fluxograma de Tratamento do Ectrópio Congênito 14
Fluxograma de Tratamento do Ectrópio Palpebral Adquirido 15
Fluxograma de Tratamento do Ectrópio Involucional 16
Referências Bibliográficas 17

5 TRIQUÍASE 19
Maria Antonieta Ginguerra ▪ Suzana Matayoshi
Introdução 19
Fluxograma de Tratamento da Triquíase 20
Referências Bibliográficas 21

6 DISTIQUÍASE 23
Maria Antonieta Ginguerra ▪ Suzana Matayoshi
Introdução 23
Fluxograma de Tratamento da Distiquíase 24
Referências Bibliográficas 25

7 LAGOFTALMO PARALÍTICO 27
Maria Antonieta Ginguerra ▪ Suzana Matayoshi
Introdução 27
Fluxograma de Tratamento do Lagoftalmo Paralítico 28
Referências Bibliográficas 29

8 DISTONIAS FACIAIS 31
Maria Antonieta Ginguerra ▪ Suzana Matayoshi ▪ Janaina Brabo
Introdução 31
Fluxograma de Tratamento das Distonias Faciais 32
Referências Bibliográficas 33

9 PTOSE PALPEBRAL 35
Maria Antonieta Ginguerra ▪ Suzana Matayoshi ▪ Ivana Cardoso Pereira
Introdução 35
Fluxograma de Tratamento da Ptose Palpebral 37
Referências Bibliográficas 38

10 RETRAÇÃO PALPEBRAL 39
Maria Antonieta Ginguerra ▪ Suzana Matayoshi ▪ Allan C. P. Gonçalves
Introdução 39
Fluxograma de Tratamento da Retração Palpebral Superior 40
Fluxograma de Tratamento da Retração Palpebral Inferior 41
Referências Bibliográficas 42

11 PTOSE DOS SUPERCÍLIOS 43
Maria Antonieta Ginguerra ▪ Suzana Matayoshi ▪ Davi Araf
Introdução 43
Fluxograma de Tratamento da Ptose dos Supercílios 44
Referências Bibliográficas 45

12 BLEFAROPLASTIA SUPERIOR 47
Maria Antonieta Ginguerra ▪ Suzana Matayoshi
Introdução 47
Fluxograma na Conduta da Blefaroplastia Superior 48
Referências Bibliográficas 49

13 BLEFAROPLASTIA INFERIOR 51
Maria Antonieta Ginguerra ▪ Suzana Matayoshi
Introdução 51
Fluxograma da Conduta na Blefaroplastia Inferior 52
Referências Bibliográficas 53

14 RECONSTRUÇÃO PALPEBRAL 55
Maria Antonieta Ginguerra ▪ Suzana Matayoshi ▪ André Borba
Introdução 55
Fluxograma de Conduta da Reconstrução Palpebral 56
Referências Bibliográficas 57

15 LACERAÇÕES PALPEBRAIS E CANALICULARES 59
Maria Antonieta Ginguerra ▪ Suzana Matayoshi
Introdução 59
Fluxograma de Conduta nas Lacerações Palpebrais e Canaliculares 60
Referências Bibliográficas 61

16 OBSTRUÇÕES DA VIA LACRIMAL 63
Maria Antonieta Ginguerra ▪ Suzana Matayoshi
Introdução 63
Obstrução Congênita da Via Lacrimal (OCVL) 64
Fluxograma de Tratamento da Obstrução Congênita das Vias Lacrimais 65
Fluxograma de Tratamento da Dacriocistite Aguda nas
Obstruções Congênitas 66
Referências Bibliográficas 67

17 OBSTRUÇÃO DE VIA LACRIMAL ADQUIRIDA 69
Maria Antonieta Ginguerra ▪ Suzana Matayoshi
Introdução 69
Fluxograma de Tratamento da Dacriocistite Aguda em Adultos 70
Fluxograma de Tratamento da Epífora em Adultos 71
Referências Bibliográficas 72

18 CANALICULITE 73
Maria Antonieta Ginguerra ▪ Suzana Matayoshi
Introdução 73
Fluxograma do Tratamento da Canaliculite 74
Referências Bibliográficas 75

19 HEMANGIOMA INFANTIL 77
Maria Antonieta Ginguerra ▪ Suzana Matayoshi
Introdução 77
Fluxograma na Conduta do Hemangioma Infantil 78
Referências Bibliográficas 79

20 OLHO CEGO DOLOROSO 81
Maria Antonieta Ginguerra ▪ Suzana Matayoshi ▪ José Byron V. D. Fernandes
Introdução 81
Fluxograma de Tratamento do Olho Cego Doloroso 82
Referências Bibliográficas 83

21 CAVIDADE ANOFTÁLMICA 85
Maria Antonieta Ginguerra ▪ Suzana Matayoshi ▪ José Byron V. D. Fernandes
Introdução 85
Fluxograma de Tratamento da Cavidade Anoftálmica 86
Fluxograma de Tratamento das Deformidades Orbitopalpebrais
Secundárias da Cavidade Anoftálmica 87
Referências Bibliográficas 88

22 INVESTIGAÇÃO DA PROPTOSE 89
Maria Antonieta Ginguerra ▪ Suzana Matayoshi ▪ Allan C. P. Gonçalves
Introdução 89
Fluxograma de Investigação da Proptose 90
Referências Bibliográficas 91

23 ORBITOPATIA DE GRAVES 93
Maria Antonieta Ginguerra ▪ Suzana Matayoshi ▪ Allan C. P. Gonçalves
Introdução 93
Fluxograma na Conduta da Orbitopatia de Graves 94
Referências Bibliográficas 95

24 FRATURA *BLOWOUT* DA ÓRBITA 97
Maria Antonieta Ginguerra ▪ Suzana Matayoshi ▪ Allan C. P. Gonçalves
Introdução 97
Fluxograma de Conduta na Fratura *Blowout* da Órbita 98
Referências Bibliográficas 99

25 CORPO ESTRANHO INTRAORBITÁRIO 101
Maria Antonieta Ginguerra ▪ Suzana Matayoshi ▪ Allan C. P. Gonçalves
Introdução 101
Fluxograma de Conduta no Corpo Estranho Intraorbitário (CEIO) 102
Referências Bibliográficas 103

Siga a Seta → Oculoplástica em Fluxogramas
Guia Prático de Oftalmologia da USP

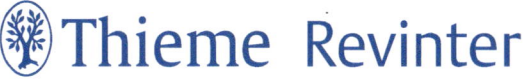

CALÁZIO

Maria Antonieta Ginguerra ▪ Suzana Matayoshi

INTRODUÇÃO

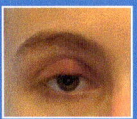

Lesão nodular palpebral secundária a um processo inflamatório crônico e consequente obstrução das glândulas de *Meibomius* ou tarsais.

Associação com dermatites e rosácea – avaliar necessidade de associar antibioticoterapia sistêmica.

- A incisão cirúrgica da face posterior do tarso deve ser vertical e não transfixar a margem palpebral, apenas a região acometida.
- Avaliar necessidade da infiltração local de triancinolona devido ao risco de oclusão vascular e hipocromia de pele.
- Casos recorrentes, assimétricos ou de apresentação atípica – colher anatomopatológico. Diagnóstico diferencial deve ser feito com celulite pré-septal, carcinoma de células sebáceas entre outras tumorações palpebrais.
- Novas tecnologias, como a aplicação da luz pulsada sobre as pálpebras, têm-se mostrado efetivas como opção de tratamento adjuvante nos casos de difícil controle da blefarite e meibomite.

CAPÍTULO 1

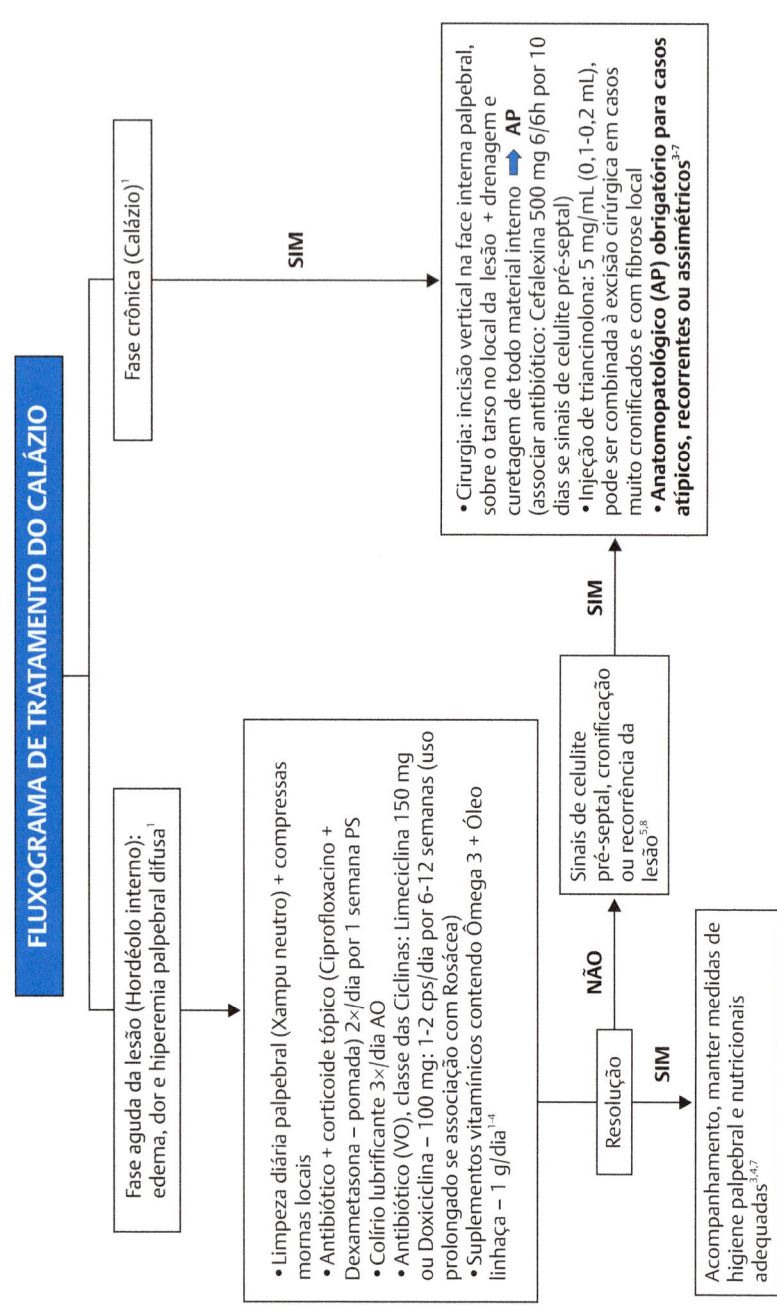

FLUXOGRAMA DE TRATAMENTO DO CALÁZIO

Fase aguda da lesão (Hordéolo interno): edema, dor e hiperemia palpebral difusa[1]

- Limpeza diária palpebral (Xampu neutro) + compressas mornas locais
- Antibiótico + corticoide tópico (Ciprofloxacino + Dexametasona – pomada) 2×/dia por 1 semana PS
- Colírio lubrificante 3×/dia AO
- Antibiótico (VO), classe das Ciclinas: Limeciclina 150 mg ou Doxiciclina – 100 mg: 1-2 cps/dia por 6-12 semanas (uso prolongado se associação com Rosácea)
- Suplementos vitamínicos contendo Ômega 3 + Óleo linhaça – 1 g/dia[1-4]

Resolução

SIM → Acompanhamento, manter medidas de higiene palpebral e nutricionais adequadas[3,4,7]

NÃO → Sinais de celulite pré-septal, cronificação ou recorrência da lesão[5,8]

SIM ↓

Fase crônica (Calázio)[1]

SIM →

- Cirurgia: incisão vertical na face interna palpebral, sobre o tarso no local da lesão + drenagem e curetagem de todo material interno ⬆ **AP** (associar antibiótico: Cefalexina 500 mg 6/6h por 10 dias se sinais de celulite pré-septal)
- Injeção de triancinolona: 5 mg/mL (0,1-0,2 mL), pode ser combinada à excisão cirúrgica em casos muito cronificados e com fibrose local
- **Anatomopatológico (AP) obrigatório para casos atípicos, recorrentes ou assimétricos**[3-7]

REFERÊNCIAS BIBLIOGRÁFICAS
1. Lindsley K, Nichols JJ, Dickersin K. Non-surgical interventions for acute internal hordeolum. Cochrane Database Syst Rev 2017 Jan 9;1(1):CD007742.
2. Wladis EJ, Bradley EA, Bilyk JR, Yen MT, Mawn LA. Oral antibiotics for meibomian gland- related ocular surface disease: a report by the American Academy of Ophthalmology. Ophthalmology. 2016;123(3):492-6.
3. BCSC Orbit, Eyelids, and Lacrimal System. Section 7. American Academy of Ophthalmology, The eye M.D. Association. 2020-2021;(10):181-3.
4. Wu AY, Gervasio KA, Gergoudis KN, Wei C, Oestreicher JH, Harvey JT. Conservative therapy for chalazia: is it really effective? Acta Ophthalmol. 2018;96(4):e503-e509.
5. Shields JA, Lally SE, Milman T, Shields CL. Eyelid chalazion or not? Indian J Ophthalmol. 2019 Oct; 67(10):1519.
6. Matayoshi S, Forno EA, Moura E. Manual de cirurgia plástica ocular. São Paulo: Roca, 2004;(4)35-7.
7. Nemet AY, Vinker S, Kaiserman I. Associated morbidity of chalazia. Cornea. 2011;30:1376-81.
8. Cote S, Zhang AC, Ahmadzai V, Maleken A, Li C, Oppedisano J, et al. Intense pulsed light (IPL) therapy for the treatment of meibomian gland dysfunction. Cochrane Database Syst Rev. (2020) 3:CD013559.

XANTELASMA

Maria Antonieta Ginguerra ■ Suzana Matayoshi

INTRODUÇÃO

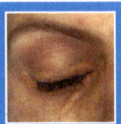

Tipo mais comum de Xantoma cutâneo. Placas subcutâneas amareladas de lipídeos e colesterol; solitárias ou múltiplas, de contorno e forma irregular, normalmente localizadas no canto medial das pálpebras superior e inferior.

As principais formas de tratamento são a tópica e a cirúrgica, com exérese da lesão. Dentre as opções tópicas, temos: aplicações de Ácido Tricloroacético (ATA), radiofrequência ou *laser* de CO_2 fracionado (FRAXX), e recentemente uso de *Jett plasma*, todas as opções demonstrando bons resultados, porém sempre há risco de recidiva (até 30%.).

🚩 Associação com Hipercolesterolemia (50%) e Hipotireoidismo.
🚩 Risco de Hipo ou Hipercromia após aplicação do Ácido Tricloroacético (ATA). Avaliar tonalidades de pele, melhor indicação para fototipos de 1 a 3, segundo a classificação de Fitzpatrick (ver tabela a seguir).
🚩 Risco de Ectrópio medial, se retirar pele em excesso no canto interno, considerar enxertia de pele, caso necessário.

CAPÍTULO 2

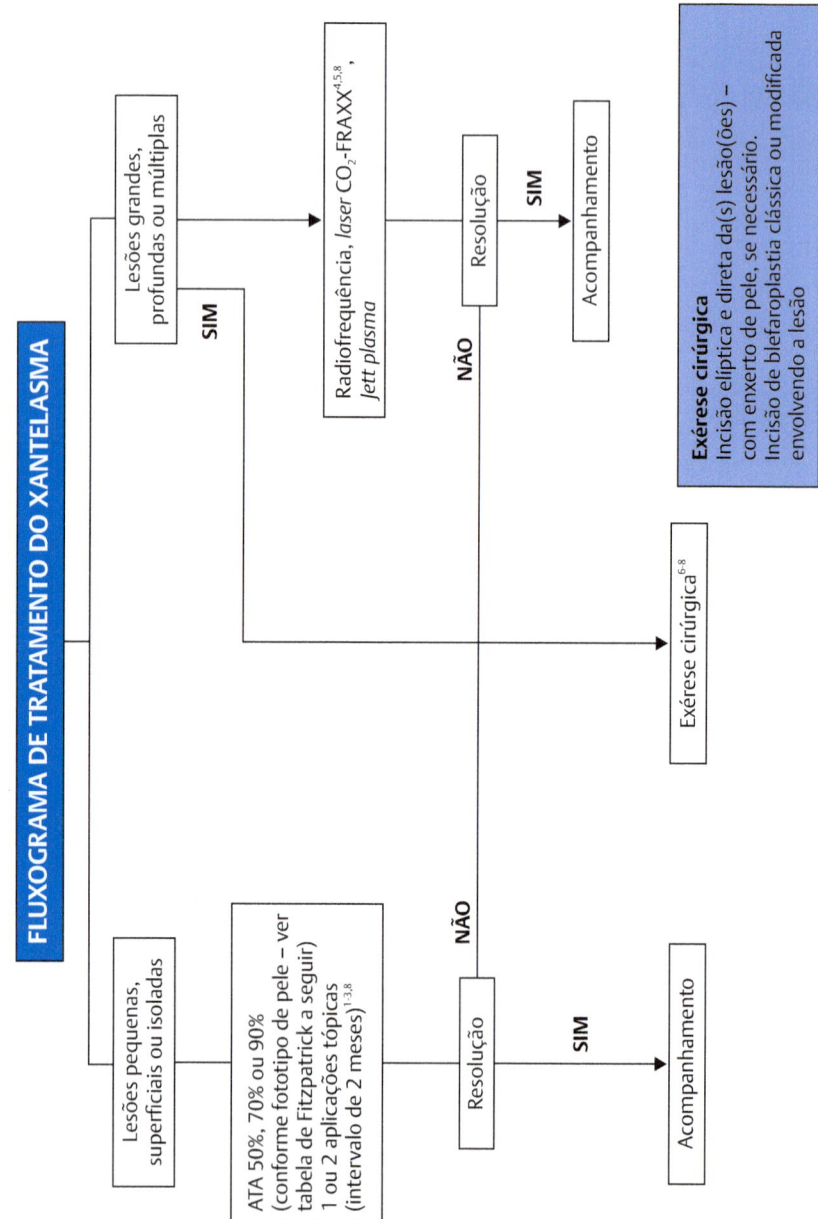

Tabela de Fitzpatrick[9]

Fototipos	Descrição	Sensibilidade ao sol
I-Branca	Pele muito branca, cabelo ruivo ou louro claro. A pele queima facilmente e dificilmente bronzeia	Muito sensível
II-Branca	Pele branca, cabelos loiros e olhos claros. A pele queima facilmente e bronzeia pouco	Sensível
III-Morena clara	Pele branca, cabelos castanhos ou pretos. A pele queima e bronzeia moderadamente	Normal
IV-Morena moderada	Pele morena, inclui orientais. A pele queima pouco, mas bronzeia fácil	Normal
V-Morena escura	Pele parda ou mulata. Queima raramente, bronzeia muito	Pouco sensível
VI-Negra	Pele totalmente pigmentada, nunca queima, bronzeia muito com facilidade	Resistente

REFERÊNCIAS BIBLIOGRÁFICAS

1. Moura E, Volpini M. Quimioexfoliação do xantelasma palpebral com ácido tricloroacético. Arquivos Brasileiros de Oftalmologia; 1996;59:312-4.
2. Nahas TR, Marques JC, Nicolleti A, Cunha M, Nishiwaki-Dantas MC, Filho JV. Treatment of Eyelid Xanthelasma With 70% Trichloroacetic Acid. Ophth Plast Reconst Surg, Vol.25, Nº 4, jul. 2009; 25:280-283.
3. Haque MU, Ramesh V. Evaluation of three different strengths of trichloroacetic acid in xanthelasma palpebrarum. J Dermatolog Treat, 2006; 17:48-50.
4. Sonthalia S, Arora R, Sarkar R. Successful cosmetic ablation of xanthelasma palpebrarum with low-voltage radiofrequency: back to the basics! Dermatol Surg. 2014 Dec; 40(12):1443-4.
5. Laftah Zainab, Al-Niaimi F. Xanthelasma: Na Update on Treatment Modalities. J Cutan Aesthet Surg. 2018 Jan-Mar; 11(1):1-6.
6. Doi H, Ogawa Y. A new operative method for treatment of xanthelasma or xanthoma palpebrarum: microsurgical inverted peeling. Plast.Reconstr.Surg. 1998; 102:1171-4.
7. Rohrich RJ, Janis JE, Pownell PH. Xanthelasma Palpebrarum: a review and current management principles. Plast Reconstr Surg 2002; Oct 110:1310-4.
8. Nair PA, Singhal R. Xanthelasma palpebrarum - a brief review. Clin Cosmet Investig Dermatol. 2017 Dec 18;11:1-5.
9. Fitzpatrick Skin Type (PDF). Australian Radiation Protection and Nuclear Safety Agency. 2017. Escala de Fitzpatrick Wikipedia.

ENTRÓPIO PALPEBRAL

Maria Antonieta Ginguerra ▪ Suzana Matayoshi

INTRODUÇÃO

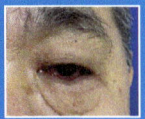

Define-se entrópio como a inversão da margem palpebral, podendo ser classificado como:

- **Congênito** – afecção rara, inversão completa da margem palpebral inferior presente ao nascimento.
- **Adquirido**, sendo o mais comum o **involucional** – inversão da margem palpebral, por frouxidão tarsoligamentar, desinserção dos retratores e hiperação do músculo orbicular pré-septal sobre o pré-tarsal. Dentre os entrópios adquiridos, também temos:
  - **Espástico:** considerado como um tipo de entrópio involucional, é a inversão palpebral desencadeada por processo inflamatório ocular agudo (conjuntivite, uveíte e outros) que leva à contração mantida do músculo orbicular pré-septal e que permanece após resolução da inflamação.
  - **Cicatricial:** inversão secundária a processos inflamatórios oculares crônicos que geram cicatrizes ou simbléfaros, encurtando o fórnice superior ou inferior (afecções como tracoma, *Steven Johnson*, pênfigo, queimaduras químicas ou processos cicatriciais pós-cirúrgicos).

🚩 O entrópio leva cronicamente à irritação ocular e lacrimejamento devido a inflamação conjuntival e ceratite, decorrente do contato da margem palpebral e dos cílios com a superfície ocular.

🚩 Diferenciar o entrópio congênito do epibléfaro, este se caracteriza por uma dobra de pele e hiperfunção do músculo orbicular pré-tarsal sobre a margem palpebral inferior, verticalizando os cílios; entretanto, a margem palpebral está em posição normal. Normalmente a conduta é expectante se não houver ceratite, pois tende a regredir com o crescimento e alongamento facial, mais comum em crianças asiáticas.

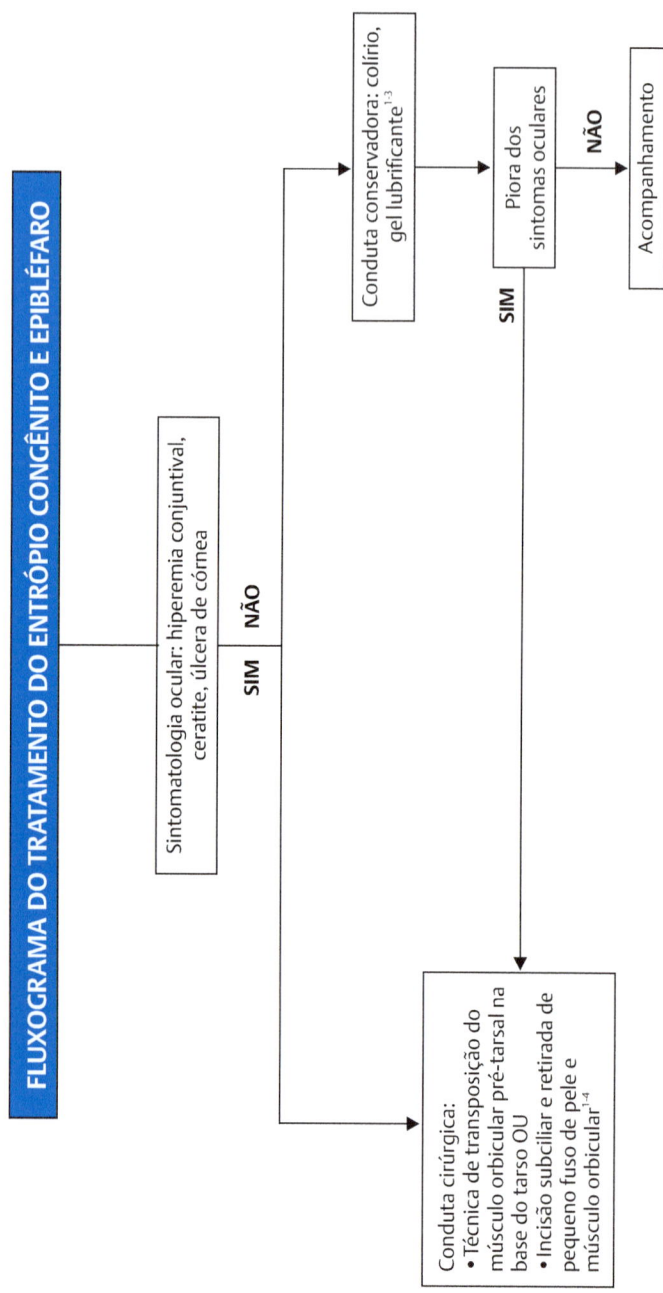

ENTRÓPIO PALPEBRAL

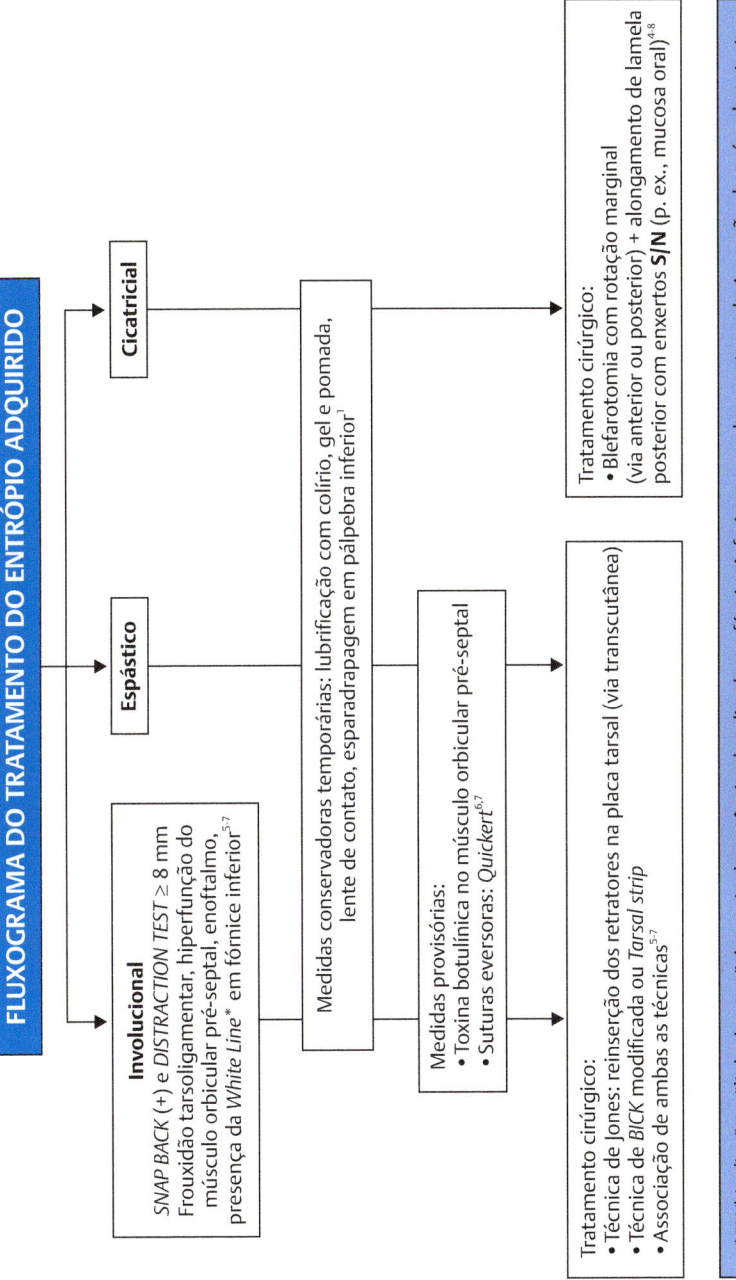

FLUXOGRAMA DO TRATAMENTO DO ENTRÓPIO ADQUIRIDO

Involucional

SNAP BACK (+) e DISTRACTION TEST ≥ 8 mm
Frouxidão tarsoligamentar, hiperfunção do músculo orbicular pré-septal, enoftalmo, presença da White Line* em fórnice inferior[5-7]

Espástico

Cicatricial

Medidas conservadoras temporárias: lubrificação com colírio, gel e pomada, lente de contato, esparadrapagem em pálpebra inferior[1]

Medidas provisórias:
- Toxina botulínica no músculo orbicular pré-septal
- Suturas eversoras: Quickert[6,7]

Tratamento cirúrgico:
- Técnica de Jones: reinserção dos retratores na placa tarsal (via transcutânea)
- Técnica de BICK modificada ou Tarsal strip
- Associação de ambas as técnicas[5-7]

Tratamento cirúrgico:
- Blefarotomia com rotação marginal (via anterior ou posterior) + alongamento de lamela posterior com enxertos S/N (p. ex., mucosa oral)[4-8]

*"White line" ou "linha branca" é um sinal anatômico localizado no fórnice inferior e que demonstra a desinserção do músculo retrator da pálpebra inferior da placa tarsal, podendo ser visualizado durante a propedêutica.

REFERÊNCIAS BIBLIOGRÁFICAS
1. BCSC Orbit, Eyelids, and Lacrimal System. American Academy of Ophthalmology, The eye M.D. Association. 2020-2021;(10):178-9;(12):234-9.
2. Kakisaki H, Leibovitch I, Takahashi Y, Selva D. Eyelash inversion in epiblepharon: Is it caused by redundant skin? Clin Ophthalmol. 2009:3:247-50. Published online 2009 Jun 2.
3. Woo KI, Kim YD. Management of epiblepharon: state of the art. Curr Opin Ophthalmol. 2016;27(5):433-8.
4. Korn B, Kikkawa D. Video Atlas of Oculofacial Plastic and Reconstructive Surgery. Second edition 2017;(30):210-14;(32):220-6.
5. Michels KS, Czyz CN, Cahil KV, Foster JA, Burns JA, Everman KR. Age-Matched, Case-Controlled Comparison of Clinical Indicators for Development of Entropion and Ectropion. J Ophthalmol. 2014;2014:231487.
6. Marcet MM, Phelps PO, Lai JSM. Involutional entropion: risk factors and surgical remedies. Current Opinion. 2015 Sep; V. 26 N 5 ;416-21.
7. Lin P, Kitaguchi Y, Mupas-Uy J, Sabundayo MS, Takahashi Y, Kakisaki H. Involutional lower eyelid entropion: causative factors and therapeutic management. Int Ophthalmol. 2018.
8. Bleyen I, Dolman PJ. The Wies procedure for management of trichiasis or cicatricial entropion of either upper or lower eyelids. Br J Ophthalmol. 2009;93(12):1612-15.

ECTRÓPIO PALPEBRAL

Maria Antonieta Ginguerra ▪ Suzana Matayoshi

INTRODUÇÃO

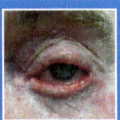

Define-se ectrópio como a eversão da margem da pálpebra, podendo ser classificado como:

- **Congênito** – eversão da margem palpebral ao nascimento por deficiência de lamela anterior, pode acometer as pálpebras superior e inferior. Associado a síndromes, como: blefarofimose, síndrome de Down ou ictiose.
- Entre os **adquiridos**, temos:
  - Ectrópio **involucional**: é o mais comum, eversão da pálpebra inferior por frouxidão tarsoligamentar, flacidez de pele e músculo orbicular e desinserção dos retratores.
  - Ectrópio **paralítico**: eversão da margem decorrente a atonia do músculo orbicular pela perda de inervação.
  - Ectrópio **cicatricial**: eversão secundária a traumas ou cirurgias que produzem processos cicatriciais levando à retração da lamela anterior e mau posicionamento palpebral.
  - Ectrópio **mecânico**: eversão causada pelo peso de lesões volumosas na pálpebra inferior.

🚩 O ectrópio leva cronicamente à inflamação e espessamento da borda palpebral com ceratinização da conjuntiva, causando sintomas oculares, como: epífora, ceratite e dor.
🚩 Os pontos lacrimais expostos podem levar à estenose.

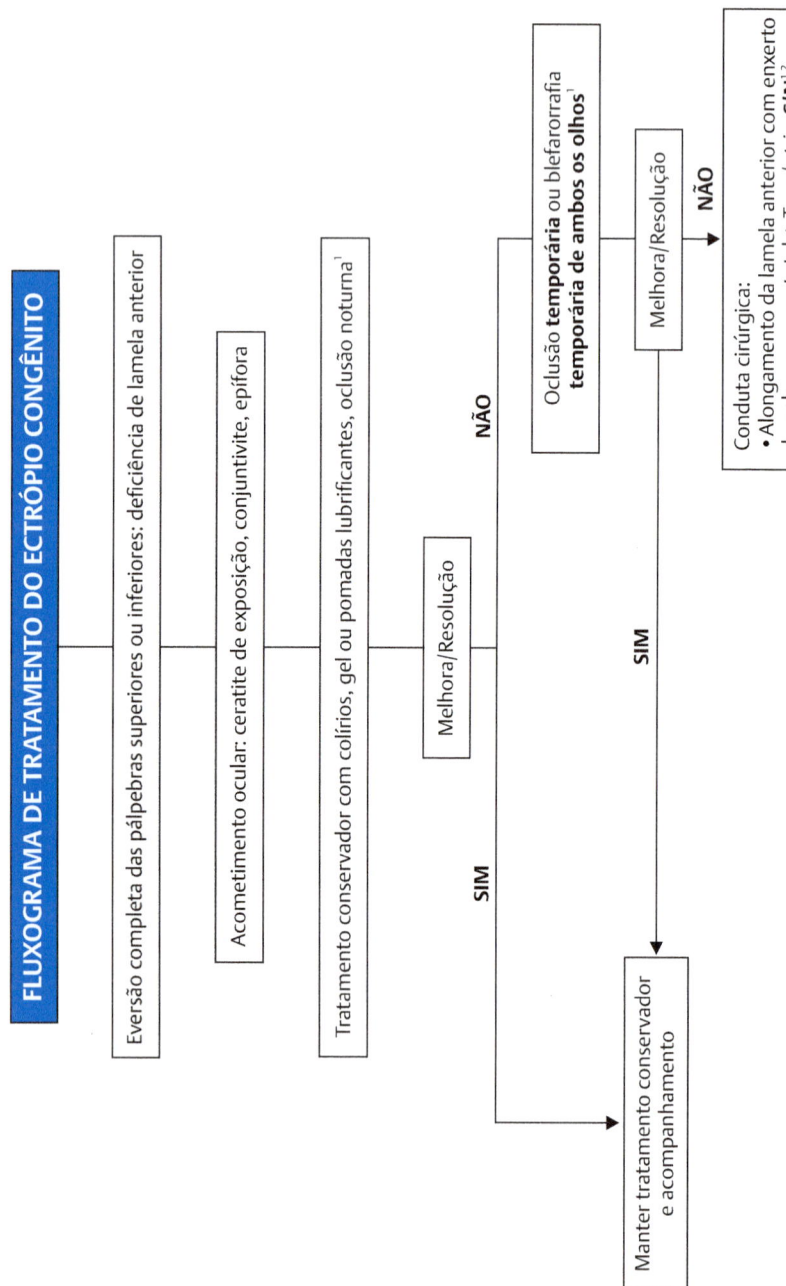

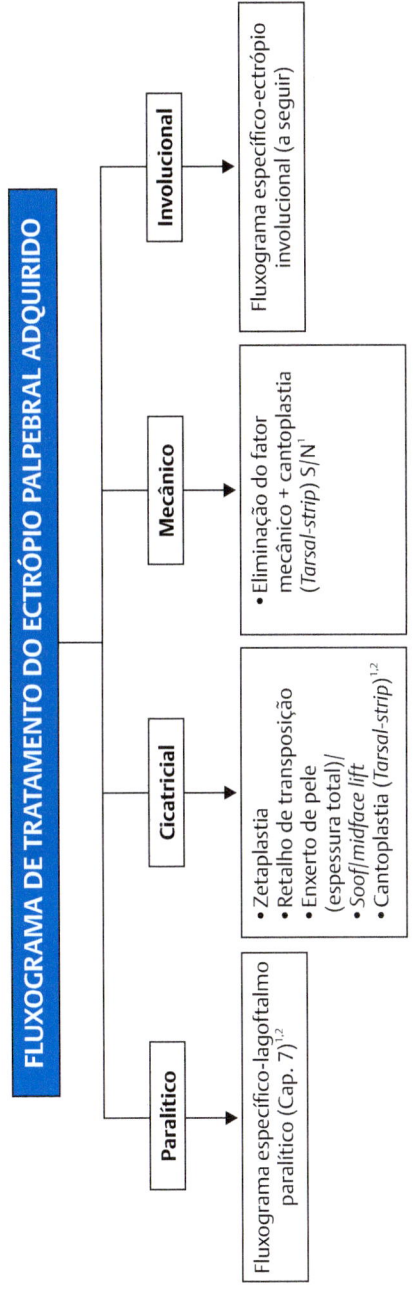

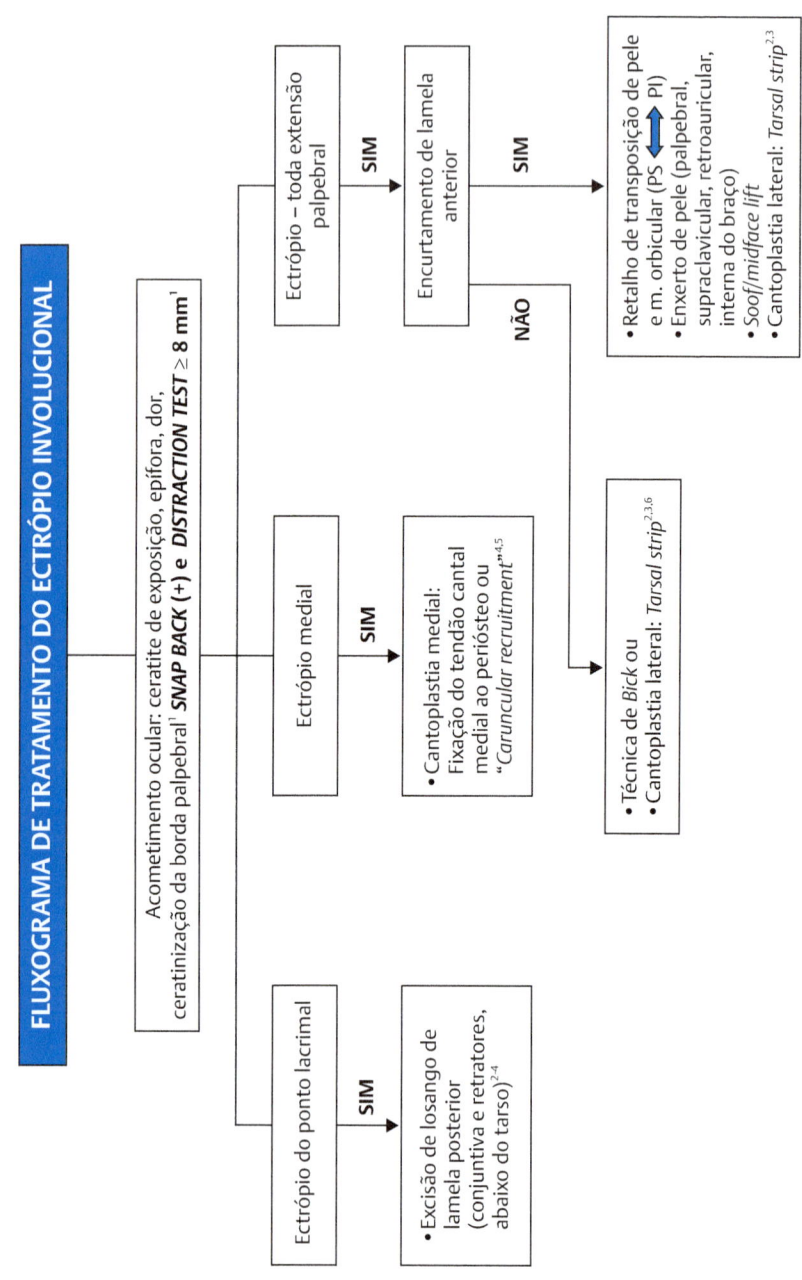

REFERÊNCIAS BIBLIOGRÁFICAS

1. BCSC Orbit, Eyelids, and Lacrimal System. American Academy of Ophthalmology, The eye M.D. Association. 2020-2021; Section 7(10):174;(12):229-34.
2. Guthrie AJ, Kadakia P, Rosenberg J. Eyelid Malposition Repair: A Review of the Literature and Current Techniques. Semin Plast Surg. 2019 May; 33(2):92-102. Published online 2019 Apr 26.
3. Korn BS, Kikkawa D. Video Atlas of Oculofacial Plastic and Reconstructive Surgery. 2. ed. Elsevier; 2017; p. 182-4;185-93.
4. Czyz CN, Wulc AE, Ryu CL, Foster JA, Edmonson BC. Caruncular Fixation in Medial Canthal Tendon Repair: The Minimally Invasive Purse String Suture for Tendinous Laxity and Medial Ectropion. Ophthal Plast Reconstr Surg. 2014 Vol XX, Nº XX: 00-00.
5. O'Donnell BA, Anderson RL, Collin JRO, Fante RG, Jordan DR, Ritleng P. Repair of the lax medial canthal tendo. Br J Ophthalmol. 2003;87:220-4.
6. Vahdani K, Ford R, Garrott H, Thaller VT. Lateral tarsal strip versus Bick's procedure in correction of eyelid malposition. Eye(Lond). 2018 Jun;32(6):1117-22.

TRIQUÍASE

CAPÍTULO 5

Maria Antonieta Ginguerra ▪ Suzana Matayoshi

INTRODUÇÃO

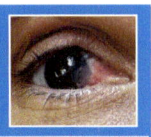

A triquíase é a alteração no direcionamento dos cílios. Os cílios triquiáticos nascem normalmente na lamela palpebral anterior e têm características fisiológicas normais. A triquíase é uma afecção adquirida, e são várias as causas possíveis: processos inflamatórios na margem palpebral, como blefarites e meibomites, tarsites, assim como inflamações oculares crônicas: conjuntivites decorrentes de doenças, como o tracoma, Stevens Johnson, penfigoide ou mesmo traumas locais que geram cicatrizes, alterando a posição dos cílios.

O tratamento da Triquíase depende do seu padrão de distribuição na pálpebra: focal ou difuso.

🚩 Os sintomas oculares, em geral, causam muito desconforto com sensação de corpo estranho, indo desde hiperemia conjuntival até ceratites, lacrimejamento e fotofobia.
🚩 Nos casos de associação da triquíase ao entrópio palpebral, o tratamento deve ser direcionado à correção do entrópio. Caso os cílios permaneçam mal direcionados após correção da posição da margem palpebral, pode ser necessária a intervenção cirúrgica para tratamento específico da triquíase.

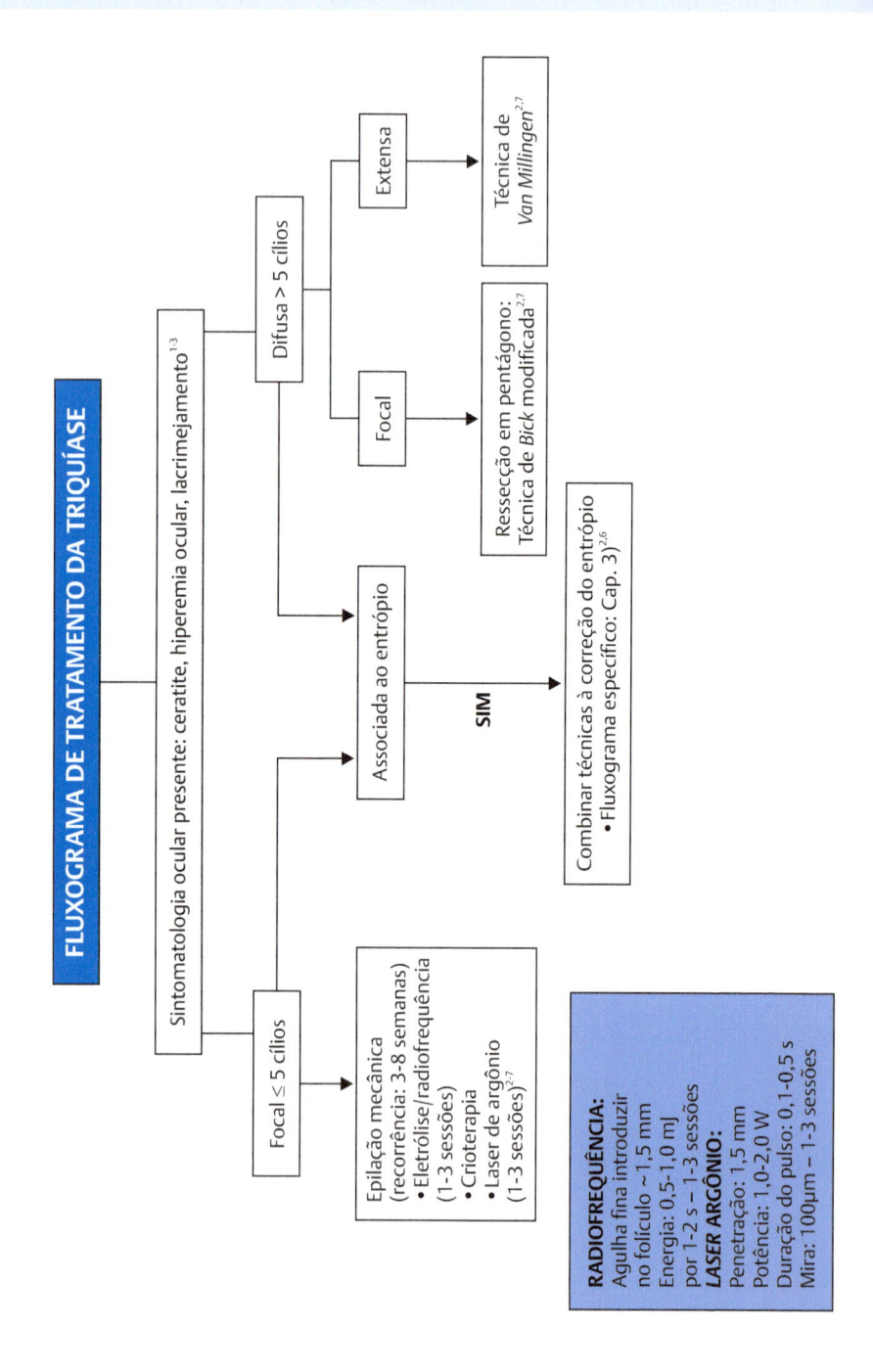

FLUXOGRAMA DE TRATAMENTO DA TRIQUÍASE

Sintomatologia ocular presente: ceratite, hiperemia ocular, lacrimejamento[1-3]

- **Focal ≤ 5 cílios**
  - Epilação mecânica (recorrência: 3-8 semanas)
    - Eletrólise/radiofrequência (1-3 sessões)
    - Crioterapia
    - Laser de argônio (1-3 sessões)[2,7]

- **Associada ao entrópio** → SIM → Combinar técnicas à correção do entrópio
  - Fluxograma específico: Cap. 3)[2,6]

- **Difusa > 5 cílios**
  - **Focal** → Ressecção em pentágono; Técnica de *Bick* modificada[2,7]
  - **Extensa** → Técnica de *Van Millingen*[2,7]

RADIOFREQUÊNCIA:
Agulha fina introduzir no folículo ~1,5 mm
Energia: 0,5-1,0 mJ
por 1-2 s – 1-3 sessões

LASER ARGÔNIO:
Penetração: 1,5 mm
Potência: 1,0-2,0 W
Duração do pulso: 0,1-0,5 s
Mira: 100μm – 1-3 sessões

REFERÊNCIAS BIBLIOGRÁFICAS

1. Scheie HG, Albert DM. Distichiasis and trichiasis: origin and management. Am J Ophthalmol. 1966;61:718-20.
2. Matayoshi S, Forno EA, Moura EM. Manual de cirurgia plástica ocular. São Paulo: Roca, 2004;(6). p. 51-65.
3. Hata MM, Monteiro ECL, Schellini AS, Aragon MFF, Padovani CR. Laser de argônio no tratamento da Triquíase e Distiquíase. Arq Bras Oftalmol. 1999;62:285-95.
4. Dutton JJ, Tawfik HA, DeBacker CM, Lipham WJ. Direct internal eyelashes bulb extirpation for trichiasis. Ophthal Plast Reconstr Surg. 2000;16(2):142-5.
5. Wilcsek GA, Francis IC. Argon laser and trichiasis. Br J Ophthalmol. 2003;87(3):375.
6. Bleyen I, Dolman PJ. The Wies procedure for management of trichiasis or cicatricial entropion of either upper or lower eyelids. Br J Ophthalmol. 2009;93(12):1612-15.
7. BCSC Orbit, Eyelids, and Lacrimal System; Section 7. American Academy of Ophthalmology, The eye M.D. Association. 2020-2021,(12):239-40.

DISTIQUÍASE

Maria Antonieta Ginguerra ▪ Suzana Matayoshi

INTRODUÇÃO

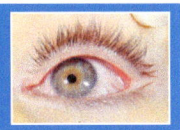

Afecção rara, caracterizada por uma fileira extra e anômala de cílios, mais finos e com menor pigmentação que os normais e que nascem na lamela palpebral posterior, nas glândulas tarsais (*Meibomius*), podendo acometer as pálpebras superiores e inferiores.

- Forma **congênita**: rara, presente ao nascimento.
- Forma **adquirida**: secundária a processos inflamatórios crônicos ou traumas na margem palpebral.

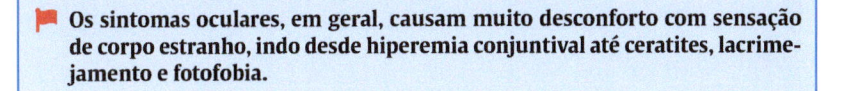

🚩 **Os sintomas oculares, em geral, causam muito desconforto com sensação de corpo estranho, indo desde hiperemia conjuntival até ceratites, lacrimejamento e fotofobia.**

FLUXOGRAMA DE TRATAMENTO DA DISTIQUÍASE

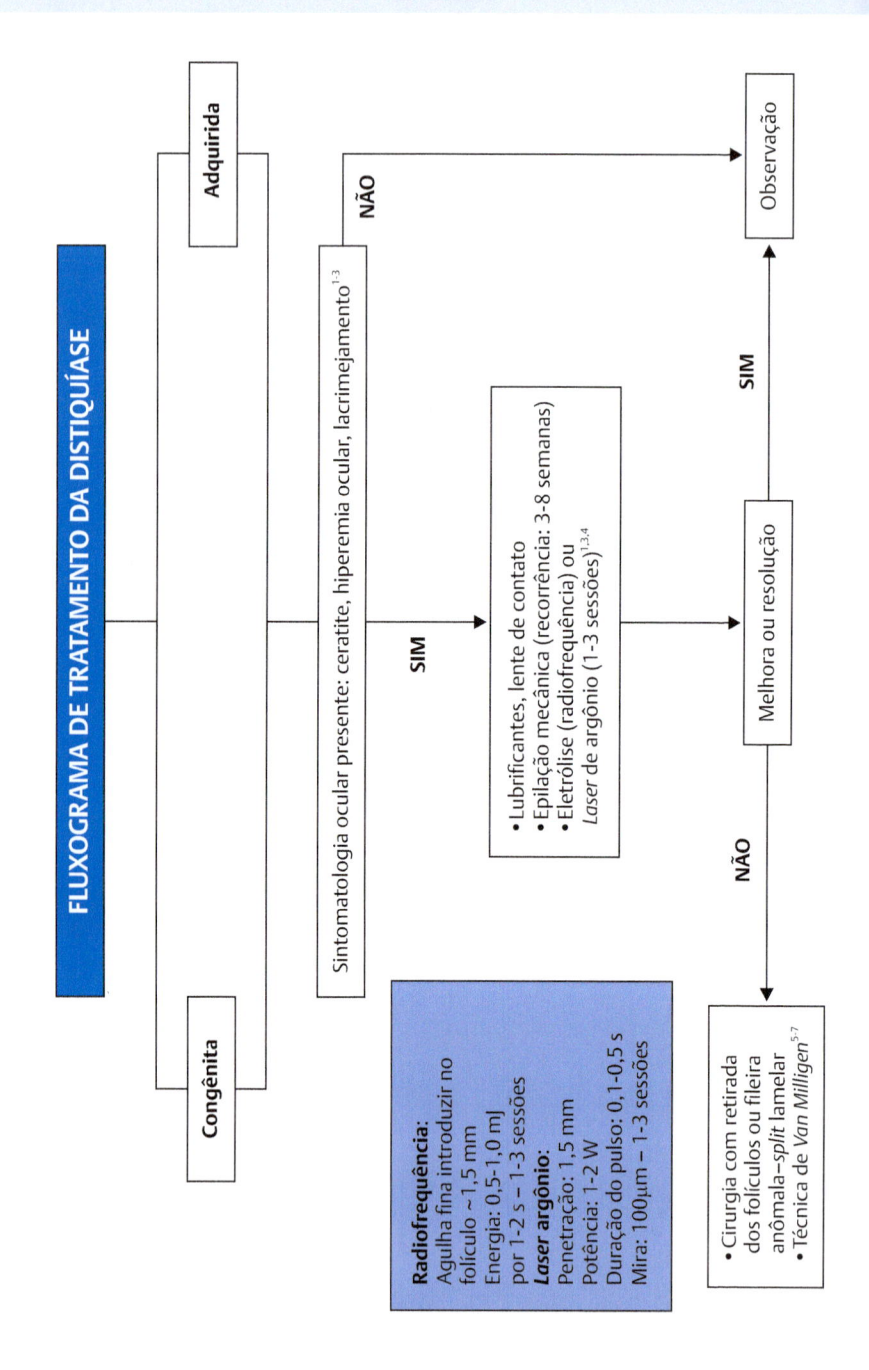

```
                    ┌─────────────┬─────────────┐
                Congênita                    Adquirida
                    │                            │
                    └──────────────┬─────────────┘
                                   │
        Sintomatologia ocular presente: ceratite, hiperemia ocular, lacrimejamento[1-3]
                    │                            │
                   SIM                          NÃO ──────────────► Observação
                    │                                                    ▲
                    ▼                                                    │
        • Lubrificantes, lente de contato                               SIM
        • Epilação mecânica (recorrência: 3-8 semanas)                   │
        • Eletrólise (radiofrequência) ou                                │
          Laser de argônio (1-3 sessões)[1,3,4]                          │
                    │                                                    │
                    ▼                                                    │
            Melhora ou resolução ────────────────────────────────────────┘
                    │
                   NÃO
                    ▼
        • Cirurgia com retirada dos folículos ou fileira
          anômala–split lamelar
        • Técnica de Van Milligen[5-7]
```

Radiofrequência:
Agulha fina introduzir no folículo ~1,5 mm
Energia: 0,5-1,0 mJ por 1-2 s – 1-3 sessões

Laser argônio:
Penetração: 1,5 mm
Potência: 1-2 W
Duração do pulso: 0,1-0,5 s
Mira: 100μm – 1-3 sessões

REFERÊNCIAS BIBLIOGRÁFICAS

1. BCSC Orbit, Eyelids, and Lacrimal System; Section 7. American Academy of Ophthalmology. The eye M.D. Association. 2020-2021(10):179.
2. Sheie HG, Albert DM. Distichiasis and trichiasis: origin and management. Am J Ophthalmol.1966;4:718-20.
3. Wolfley D. Excision of individual follicles for the management of congenital distichiasis and localized trichiasis. J Pediatr Ophthalmol Strabismus. 1987;24:22-6.
4. Elder MJ. Anatomy and physiology of eyelashes follicles relevance to lash ablation procedures. Ophthal Plast Reconstr Surg. 1997;13:21-5.
5. Vaughn GL, Dortzbach RK, Sires BS, Lemke BN. Eyelid splitting with excision or microhyfrecation for distichiasis. Arch Ophthalmol. 1997;115(2):282-4.
6. Rozenberg A, Pokroy R, Langer P, Tsumi E, Hartstein ME. Modified treatment of distichiasis with direct tarsal strip excision without mucosal graft. Orbit. 2018 Oct;37(5):341-3.
7. Matayoshi S, Forno EA, Moura EM. Manual de cirurgia plástica ocular. São Paulo: Roca, 2004;(6). p. 51-65.

LAGOFTALMO PARALÍTICO

Maria Antonieta Ginguerra ▪ Suzana Matayoshi

INTRODUÇÃO

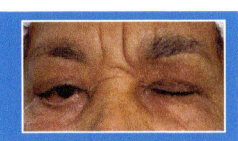

O lagoftalmo paralítico é a oclusão palpebral incompleta decorrente da perda da função do músculo orbicular palpebral secundária à paralisia do VII nervo craniano. O aumento da exposição corneana associada à pobre distribuição do filme lacrimal leva a uma irritação crônica da superfície ocular com risco aumentado de ceratopatia de exposição, ulceração de córnea e baixa visual.

A paralisia facial pode ser periférica ou central dependendo da causa, sendo a periférica mais comum. A causa mais comum é a paralisia de Bell ou idiopática, outras causas incluem sequelas após neurocirurgias em região do ângulo pontocerebelar (pós-ressecção de tumores como meningiomas ou neurinomas do acústico), AVC ou traumas.

- ⚑ Avaliação da sensibilidade corneana (V nervo craniano) – ceratite neurotrófica associada ao lagoftalmo paralítico aumenta o risco de descompensação corneana.
- ⚑ Avaliação do filme lacrimal – a hipolacrimia indica pior prognóstico em relação à recuperação do nervo facial.

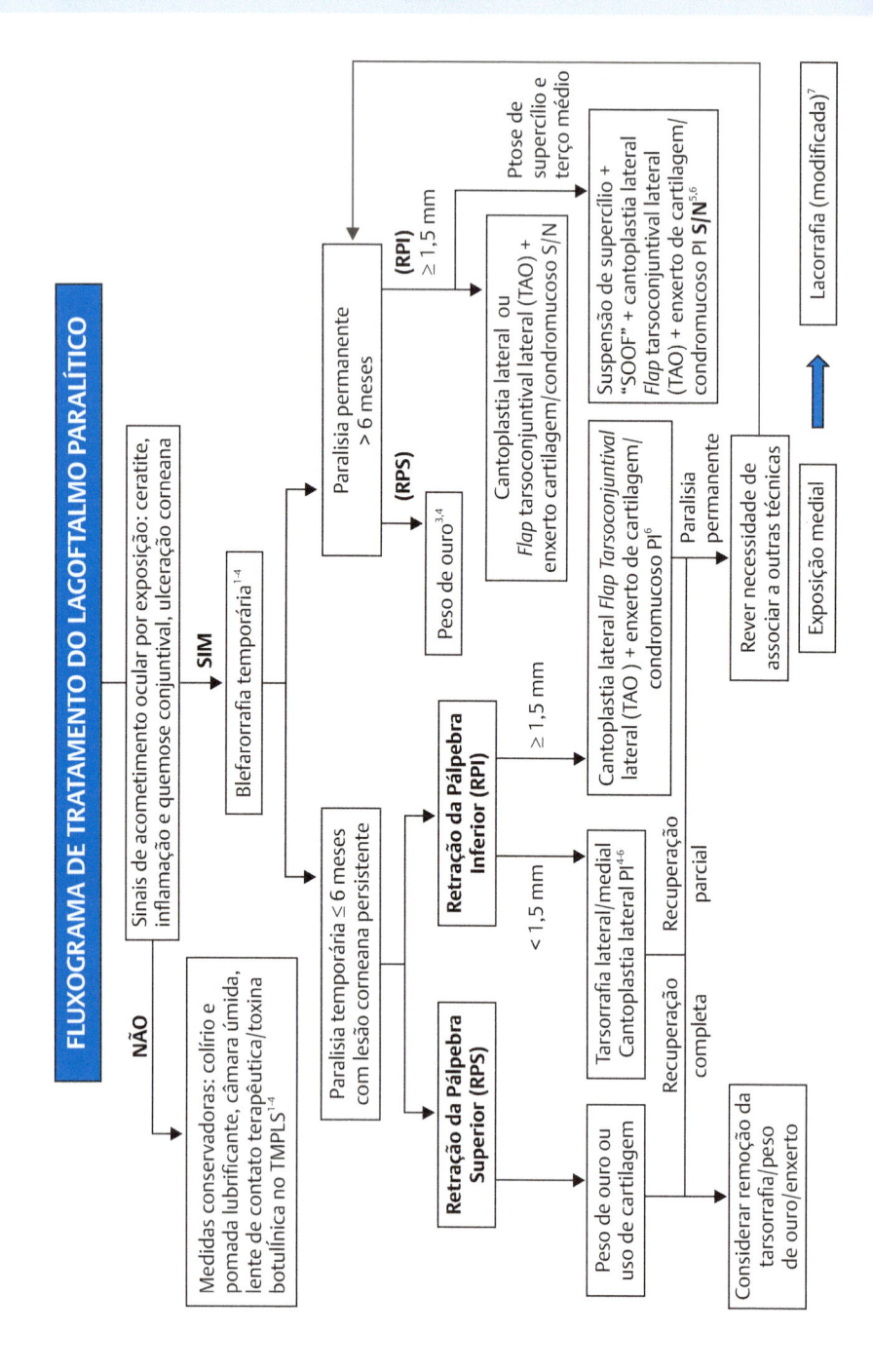

FLUXOGRAMA DE TRATAMENTO DO LAGOFTALMO PARALÍTICO

Sinais de acometimento ocular por exposição: ceratite, inflamação e quemose conjuntival, ulceração corneana

NÃO → Medidas conservadoras: colírio e pomada lubrificante, câmara úmida, lente de contato terapêutica/toxina botulínica no TMPLS[1-4]

SIM → Blefarorrafia temporária[1-4]

- Paralisia permanente > 6 meses
  - **(RPS)** → Peso de ouro[3,4]
  - **(RPI)**
    - ≥ 1,5 mm → Cantoplastia lateral ou *Flap* tarsoconjuntival lateral (TAO) + enxerto cartilagem/condromucoso S/N
    - Ptose de supercílio e terço médio → Suspensão de supercílio + "SOOF" + cantoplastia lateral *Flap* tarsoconjuntival lateral (TAO) + enxerto de cartilagem/condromucoso PI **S/N**[5,6]

- Paralisia temporária ≤ 6 meses com lesão corneana persistente
  - **Retração da Pálpebra Superior (RPS)** → Peso de ouro ou uso de cartilagem
    - Recuperação completa → Considerar remoção da tarsorrafia/peso de ouro/enxerto
    - Recuperação parcial → Tarsorrafia lateral/medial Cantoplastia lateral PI[4-6]
  - **Retração da Pálpebra Inferior (RPI)**
    - < 1,5 mm → Tarsorrafia lateral/medial Cantoplastia lateral PI[4-6]
    - ≥ 1,5 mm → Cantoplastia lateral *Flap Tarsoconjuntival* lateral (TAO) + enxerto de cartilagem/condromucoso PI[6]
      - Paralisia permanente → Rever necessidade de associar a outras técnicas
      - Exposição medial → Lacorrafia (modificada)[7]

REFERÊNCIAS BIBLIOGRÁFICAS

1. BCSC Orbit, Eyelids, and Lacrimal System. Section 7. American Academy of Ophthalmology. The eye M.D. Association. 2020-2021;(12):254-6.
2. Matayoshi S, Forno EA, Moura E. Manual de cirurgia plástica ocular. São Paulo: Roca, 2004;(8). p. 79-86.
3. Kinney SE, Seeley BM, Seeley MZ, Foster JA. Oculoplastic Surgical Techniques for Protection of the Eye in Facial Nerve Paralysis. Am J Otol. 2000;21(2):275-83.
4. Sohrab M, Abugo U, Grant M, Merbs S. Management of the Eye in Facial Paralysis. Facial plast Surg. 2015:31(02):140-4.
5. Korn B, Kikkawa D. Video Atlas of Oculofacial Plastic and Reconstructive Surgery. 2. ed. 2017;(46); p. 347-51.
6. Tao J, Vemuri S, Patel AD, Compton C, Nunery WR. Lateral Tarsoconjunctival Onlay Flap Lower Eyelid Suspension in Facial Nerve Paresis. Ophthal Plast Reconstr Surg. 2014;30:342-5.
7. Maamari RN, Custer PL, Neimkin MG, Couch SM. Medial canthoplasty for the management of exposure keratopathy. Eye (Lond). 2019 Jun;33(6):925-9.

DISTONIAS FACIAIS

Maria Antonieta Ginguerra ▪ Suzana Matayoshi ▪ Janaina Brabo

INTRODUÇÃO

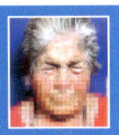

As distonias faciais são disfunções neurológicas, caracterizadas pela contração involuntária e sustentada, de um músculo isolado ou de um grupo muscular. Pode ser primária (idiopática) ou secundária a outras doenças. Entre as distonias primárias mais frequentes para o oftalmologista, podemos citar o blefarospasmo essencial e o espasmo hemifacial.

- **Blefarospasmo essencial (BE)** é uma distonia focal, caracterizada pela contração espasmódica e involuntária bilateral do músculo orbicular das pálpebras, prócero e corrugador dos supercílios. Isso ocorre sem causa neurológica conhecida. O BE predomina no sexo feminino, aproximadamente 3:1, entre a quarta e sétima décadas de vida. O diagnóstico é essencialmente clínico. A avaliação oftalmológica completa e exame neurológico são importantes para se estabelecer o diagnóstico de BE. Muitas vezes há um quadro combinado com **apraxia da abertura palpebral**, que é uma dificuldade de abertura das pálpebras na ausência de espasmos do m. orbicular ("sinal do calo" sobre os supercílios).
- **Espasmo hemifacial (EH)** é uma doença rara, caracterizada por uma mioclonia progressiva, involuntária e indolor segmentar da hemiface, presente mesmo durante o sono, diferente do blefarospasmo, e que intercala períodos de normalidade da contração muscular local.

🚩 O diagnóstico diferencial deve ser feito com causas secundárias que levam ao blefarospasmo por irritação da superfície ocular: blefarite, triquíase, entrópio entre outras. Também avaliar se há uso de medicações, como antipsicóticos e antidepressivos, pois podem causar distonias faciais. Regeneração aberrante após paralisia facial, Sd. Meige e Sd. Brugel são outros diagnósticos possíveis.

🚩 O uso da toxina botulínica tipo A (TBA) é aprovado para o uso em BE e representa uma opção terapêutica reconhecida, com nível de evidência B (dois estudos classe II), sendo considerada o tratamento de escolha. No EH, há evidências de que o tratamento com TBA melhora cerca de 88% dos casos e também se mantém como o tratamento de escolha.

🚩 Pacientes com EH devem ser submetidos à investigação com exames de imagem (TC ou RM de crânio), pois alguns tumores de fossa posterior, por compressão direta do nervo facial, podem levar aos mesmos sintomas.

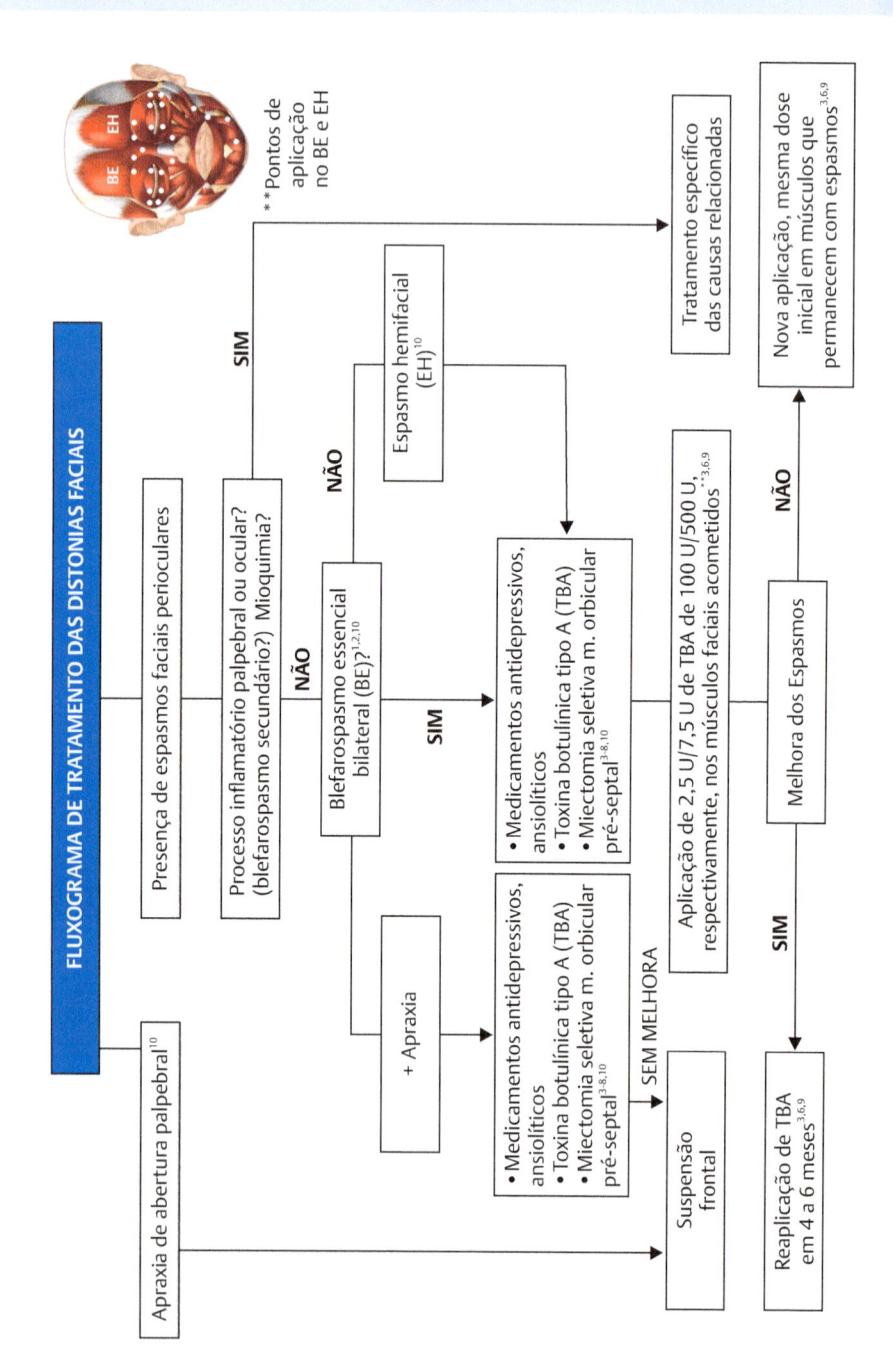

FLUXOGRAMA DE TRATAMENTO DAS DISTONIAS FACIAIS

Presença de espasmos faciais perioculares

Processo inflamatório palpebral ou ocular? (blefarospasmo secundário?) Mioquimia?

SIM → Tratamento específico das causas relacionadas

NÃO → Blefarospasmo essencial bilateral (BE)?[1,2,10]

- **NÃO** → Espasmo hemifacial (EH)[10]
  - Medicamentos antidepressivos, ansiolíticos
  - Toxina botulínica tipo A (TBA)
  - Miectomia seletiva m. orbicular pré-septal[3-8,10]

- **SIM** →
  - Medicamentos antidepressivos, ansiolíticos
  - Toxina botulínica tipo A (TBA)
  - Miectomia seletiva m. orbicular pré-septal[3-8,10]

Apraxia de abertura palpebral[10] → + Apraxia →
- Medicamentos antidepressivos, ansiolíticos
- Toxina botulínica tipo A (TBA)
- Miectomia seletiva m. orbicular pré-septal[3-8,10]

SEM MELHORA → Suspensão frontal

Aplicação de 2,5 U/7,5 U de TBA de 100 U/500 U, respectivamente, nos músculos faciais acometidos**[3,6,9]

Melhora dos Espasmos
- **SIM** → Reaplicação de TBA em 4 a 6 meses[3,6,9]
- **NÃO** → Nova aplicação, mesma dose inicial em músculos que permanecem com espasmos[3,6,9]

**Pontos de aplicação no BE e EH

REFERÊNCIAS BIBLIOGRÁFICAS

1. Valls-Sole J, Defazio G. Blepharospasm: Update on Epidemiology, Clinical Aspects, and Pathophysiology. Front Neurol. 2016 Mar 31;7:45.
2. Hallett M. Blepharospasm: recent advances. Neurology. 2002 Nov 12;59(9):1306-12.
3. Hosotani Y, Yokoi N, Okamoto M, Ishikawa H, Komuro A, Kato H, et al. Characteristics of tear abnormalities associated with benign essential blepharospasm and amelioration by means of botulinum toxin type A treatment. Japanese Journal of Ophthalmology. 2020 Jan;64(1):45-53.
4. Anderson RL, Patel BC, Holds JB, Jordan DR. Blepharospasm: past, present, and future. Ophthalmic Plast Reconstr Surg. 1998 Sep;14(5):305-17.
5. Campbell E, Keedy C. Hemifacial spasm; a note on the etiology in two cases. J Neurosurg. 1947 Jul;4(4):342-7. doi: 10.3171/jns.1947.4.4.0342.
6. Møller AR. (2016) Pathogenesis and Treatment of Hemifacial Spasm. In: Li ST., Zhong J, Sekula Jr R. (eds) Microvascular Decompression Surgery. Springer, Dordrecht. https://doi.org/10.1007/978-94-017-7366-9_3.
7. Pawlowski M, Gess B, Evers S. The Babinski-2 sign in hemifacial spasm. Mov Disord. 2013 Aug;28(9):1298-300.
8. Tan NC, Tan EK, Khin LW. Diagnosis and misdiagnosis of hemifacial spasm: a clinical and video study. J Clin Neurosci. 2004 Feb;11(2):142-4.
9. Jost WH, Kohl A. Botulinum toxin: evidence-based medicine criteria in blepharospasm and hemifacial spasm. J Neurol. 2001 Apr;248 Suppl 1:21-4.
10. Matayoshi S, Forno EA, Moura EM. Manual de cirurgia plástica ocular. São Paulo: Roca, 2004;(11):127-135.

PTOSE PALPEBRAL

Maria Antonieta Ginguerra ▪ Suzana Matayoshi
Ivana Cardoso Pereira

INTRODUÇÃO

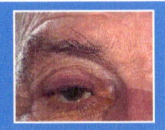

A identificação de ptose palpebral e de sua correta abordagem é de fundamental importância para o cirurgião oculoplasta especialmente quando associada a outros procedimentos estéticos palpebrais.

Define-se Ptose de Pálpebra Superior (PS) quando a margem da PS está abaixo de sua posição normal (cobrindo 2 mm do limbo superior) com paciente em PPO, ou quantitativamente quando a distância (mm) entre a **margem palpebral superior** e o **reflexo corneano central** (DMR1) < 2 mm (DMR 1 normal em PPO = 4 mm).

🚩 É importante lembrar que, em alguns casos, o que existe é uma pseudoptose e não uma ptose verdadeira. Devemos avaliar se não se trata apenas de dermatocálase em excesso, retração ou proptose contralateral ou até mesmo estrabismo horizontal com hipotropia.
🚩 Na classificação das ptoses, temos a congênita e a adquirida, sendo a mais comum dentre as adquiridas, a do tipo involucional ou aponeurótica, com sinal clínico clássico de sulco palpebral alto. Porém existem outras causas de ptose que merecem investigação para o tratamento adequado do paciente.
🚩 Na investigação da ptose de causa secundária, é importante o exame ativo: anamnese com início, duração e estabilidade da ptose durante o dia, histórico de trauma externo ou cirúrgico, verificar simetria entre as pupilas, motilidade ocular extrínseca e fenômeno de Bell.
🚩 O tratamento cirúrgico da ptose pela via posterior deve ser evitado nos processos cicatriciais de conjuntiva, encurtamento de fórnices e presença de bolha filtrante ou tubo em pacientes com glaucoma avançado.
🚩 Nas ptoses traumáticas, caso não haja reparo imediato do tendão do músculo levantador da pálpebra superior (TMLPS), devem-se aguardar 6 meses para melhor reavaliação e programação cirúrgica.

PTOSE CONGÊNITA

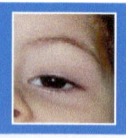

A ptose congênita mais comumente vista é a do tipo miogênica, que ocorre por uma distrofia do músculo elevador da pálpebra superior, diminuindo sua função. Esse tipo de ptose, em geral, apresenta-se de forma assimétrica, muitas vezes unilateral. Entre os sinais clínicos observados temos ausência de prega palpebral, *"lid-lag"* na infraversão, mento elevado com posição de cabeça e pode haver concomitante estrabismo.

🚩 A correção cirúrgica da ptose congênita deve ser precoce (antes dos 3 anos) quando o eixo visual está ocluído e houver risco de ambliopia por privação ou por anisometropia.

🚩 Também dentro deste grupo das congênitas, temos:
   A) Ptoses sincinéticas, como a de "Marcus-Gunn", que é uma cocontração entre os músculos levantador e os da mastigação, ocorrendo por conexão anômala entre o núcleo do terceiro e quinto nervos cranianos. O tratamento deve observar o componente da sincinesia e da ptose. Nos casos de sincinesia leve, observar a evolução, quando moderada à intensa pode-se optar por desconectar o TMLPS, ressecção associada à suspensão ao músculo Frontal. A ptose em si é conduzida segundo as regras de correção da ptose congênita (relacionada com a função do TMLPS).
   B) Blefarofimose (epicanto inverso, ptose bilateral severa e telecanto, embora a correção do epicanto inverso seja teoricamente mais eficiente antes da correção da ptose palpebral, na prática costumamos optar pela correção da ptose inicialmente e, se necessário, o epicanto inverso após.

🚩 Normalmente nos casos onde há estrabismo juntamente com ptose palpebral, se corrige primeiro o estrabismo, pois a posição do olho (principalmente estrabismos verticais) pode influenciar na posição da pálpebra.

FLUXOGRAMA DE TRATAMENTO DA PTOSE PALPEBRAL

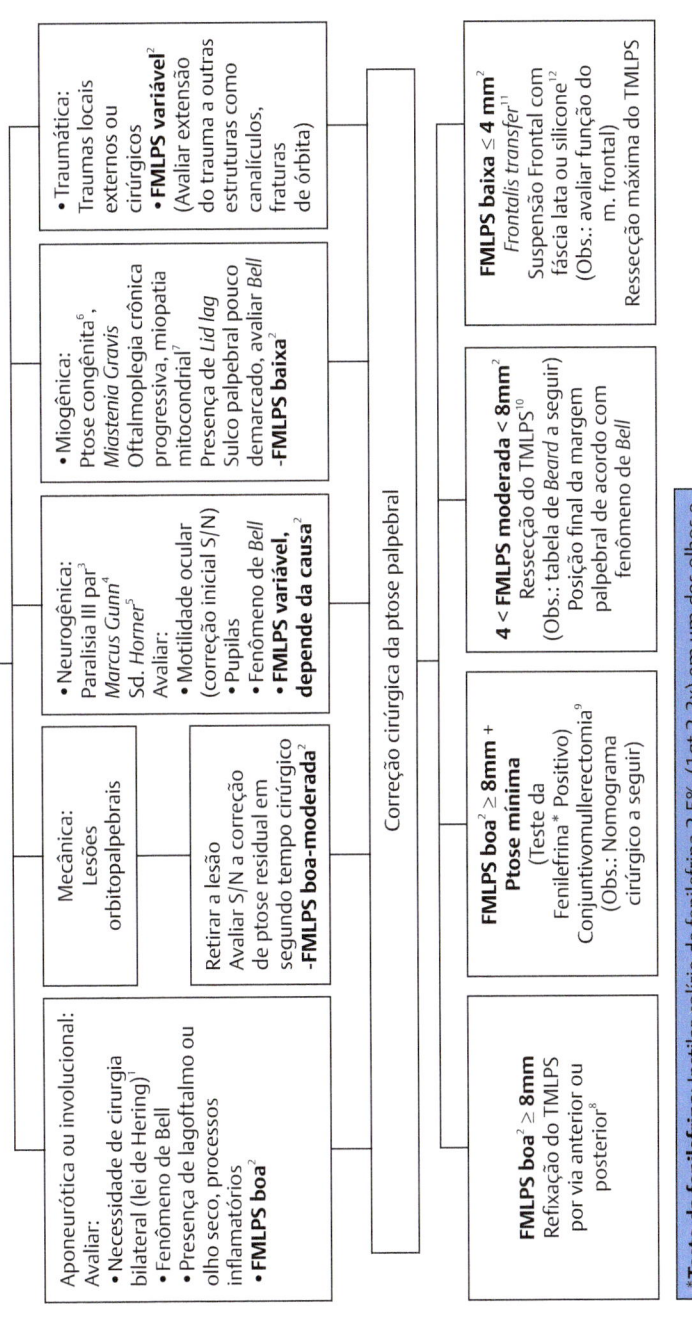

Aponeurótica ou involucional:
Avaliar:
- Necessidade de cirurgia bilateral (lei de Hering)[1]
- Fenômeno de Bell
- Presença de lagoftalmo ou olho seco, processos inflamatórios
- **FMLPS boa**[2]

Mecânica: Lesões orbitopalpebrais
Retirar a lesão
Avaliar S/N a correção de ptose residual em segundo tempo cirúrgico
- **FMLPS boa-moderada**[2]

Neurogênica:
Paralisia III par[3]
Marcus Gunn[4]
Sd. *Horner*[5]
Avaliar:
- Motilidade ocular (correção inicial S/N)
- Pupilas
- Fenômeno de Bell
- **FMLPS variável, depende da causa**[2]

Miogênica:
Ptose congênita[6], *Miastenia Gravis*
Oftalmoplegia crônica progressiva, miopatia mitocondrial
Presença de *Lid lag*[7]
Sulco palpebral pouco demarcado, avaliar *Bell*
- **FMLPS baixa**[2]

Traumática: Traumas locais externos ou cirúrgicos
- **FMLPS variável**[2] (Avaliar extensão do trauma a outras estruturas como canalículos, fraturas de órbita)

↓

Correção cirúrgica da ptose palpebral

↓

FMLPS boa[2] ≥ **8mm**
Refixação do TMLPS por via anterior ou posterior[8]

FMLPS boa[2] ≥ **8mm + Ptose mínima**
(Teste da Fenilefrina* Positivo)
Conjuntivomullerectomia[9]
(Obs.: Nomograma cirúrgico a seguir)

4 < FMLPS moderada < 8mm[2]
Ressecção do TMLPS[10]
(Obs.: tabela de *Beard* a seguir)
Posição final da margem palpebral de acordo com fenômeno de Bell

FMLPS baixa ≤ 4 mm[2]
Frontalis transfer[11]
Suspensão Frontal com fáscia lata ou silicone[12]
(Obs.: avaliar função do m. frontal)
Ressecção máxima do TMLPS

*****Teste da fenilefrina:** Instilar colírio de fenilefrina 2,5%, (1gt 2-3x) em um dos olhos e reavaliar a fenda palpebral bilateral, repetindo da mesma forma no lado contralateral

Nomogramas Cirúrgicos Auxiliares

Conjuntivomullerectomia[9]

Quantidade de ptose a corrigir	Quantidade da ressecção do m. Muller
1 mm	4 mm
1,5 mm	6 mm
2 mm	8 mm
3 mm	9-10 mm

Ressecção do TMLPS (Tabela de *Beard*)[10]

Grau de Ptose	Função do TMLPS	Quantidade de ressecção do TMLPS
Leve (1,5-2 mm)	Boa ≥ 8 mm	10-13 mm
Moderada (3 mm)	Boa ≥ 8 mm	14-17 mm
Moderada (3 mm)	Média 5-7 mm	18-22 mm
Moderada (3 mm)	Fraca ≤ 4 mm	≥ 23 mm
Severa (≥ 4 mm)	Fraca ≤ 4 mm	Suspensão frontal ou ressecção supramáxima ≥ 23 mm
Severa (≥ 4 mm)	Média 5-7 mm	Ressecção ≥ 23 mm

REFERÊNCIAS BIBLIOGRÁFICAS

1. Gay AJ, Salmon ML, Windsor CE. Hering's law, the levators, and their relationship in disease states. Arch Ophthalmol. 1967 Feb;77(2):157-60.
2. Beard C. Examinaton of ptosis patient. St. Louis:Mosby. 1981.
3. Miller NR. The ocular motor nerves. Curr Opin Neurol. 1996;9(1):21-5.
4. Bullock JD. Marcus-Gunn jaw-winking ptosis: classification and surgical management. J Pediatr Ophthalmol Strabismus. 1980;17(6):375-9.
5. Thompson HS, Miller NR. Disorders of pupillary function, accommodation and lacrimation. Baltimore:Williams &Wilkins. 1998.
6. Baldwin HC, Manners RM. Congenital blepharoptosis: a literature review of the histology of levator palpebrae superioris muscle. Ophthal Plast Reconstr Surg. 2002;18(4):301-7.
7. Wong VA, Beckingsale PS, Oley CA, Sullivan TJ. Management of myogenic ptosis. Ophthalmology. 2002;109(5):1023-31.
8. Anderson RL, Dixon RS. Aponeurotic ptosis surgery. Arch Ophthalmol. 1979;97(6):1123-8.
9. Putterman AM, Urist MJ. Muller muscle-conjunctiva resection. Technique for treatment of blepharoptosis. Arch Ophthalmol. 1975;93(8):619-23.
10. Beard C. Ptosis surgery: past, present, and future. Ophthal Plast Reconstr Surg. 1985;1(1):69-72.
11. Medel R, Vasquez LM, Dod CW. Early frontalis flap surgery as first option to correct congenital ptosis with poor levator function. Orbit. 2014;33(3):164-8.
12. Lee MJ, Oh JY, Choung HK, Kim NJ, Sung MS, Khwarg SI. Frontalis sling operation using silicone rod compared with preserved fascia lata for congenital ptosis a three-year follow-up study. Ophthalmology. 2009;116(1):123-9.

RETRAÇÃO PALPEBRAL

Maria Antonieta Ginguerra ▪ Suzana Matayoshi
Allan C. P. Gonçalves

INTRODUÇÃO

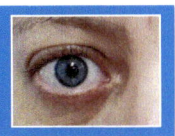

A posição normal da margem palpebral superior em PPO é 2 mm abaixo do limbo, e da inferior tangenciando o limbo corneano, acima deste limite definimos como retração palpebral superior e abaixo dele retração palpebral inferior, respectivamente. As possíveis causas de retração palpebral são várias, vão desde variações anatômicas (pacientes com órbitas rasas ou sindrômicos), causas neurogênicas: **Sd. Parinaud**, regeneração aberrante do III nervo craniano ou fenômeno de **Marcus Gunn**, pós-cirúrgicas: orbitopalpebrais ou oculares, e miogênicas, sendo a principal causa de retração palpebral a orbitopatia distireoidiana ou de graves.

- Identificar as pseudorretrações (nos casos de ptose contralateral).
- Em casos de dúvidas sobre a retração superior avalie a posição das pálpebras na infraversão, a identificação do *lid lag* (sinal onde a pálpebra superior não acompanha o movimento do olho) pode auxiliar no diagnóstico.
- A retração palpebral inferior deriva principalmente pela proptose, já a superior não tem essa relação bem definida.

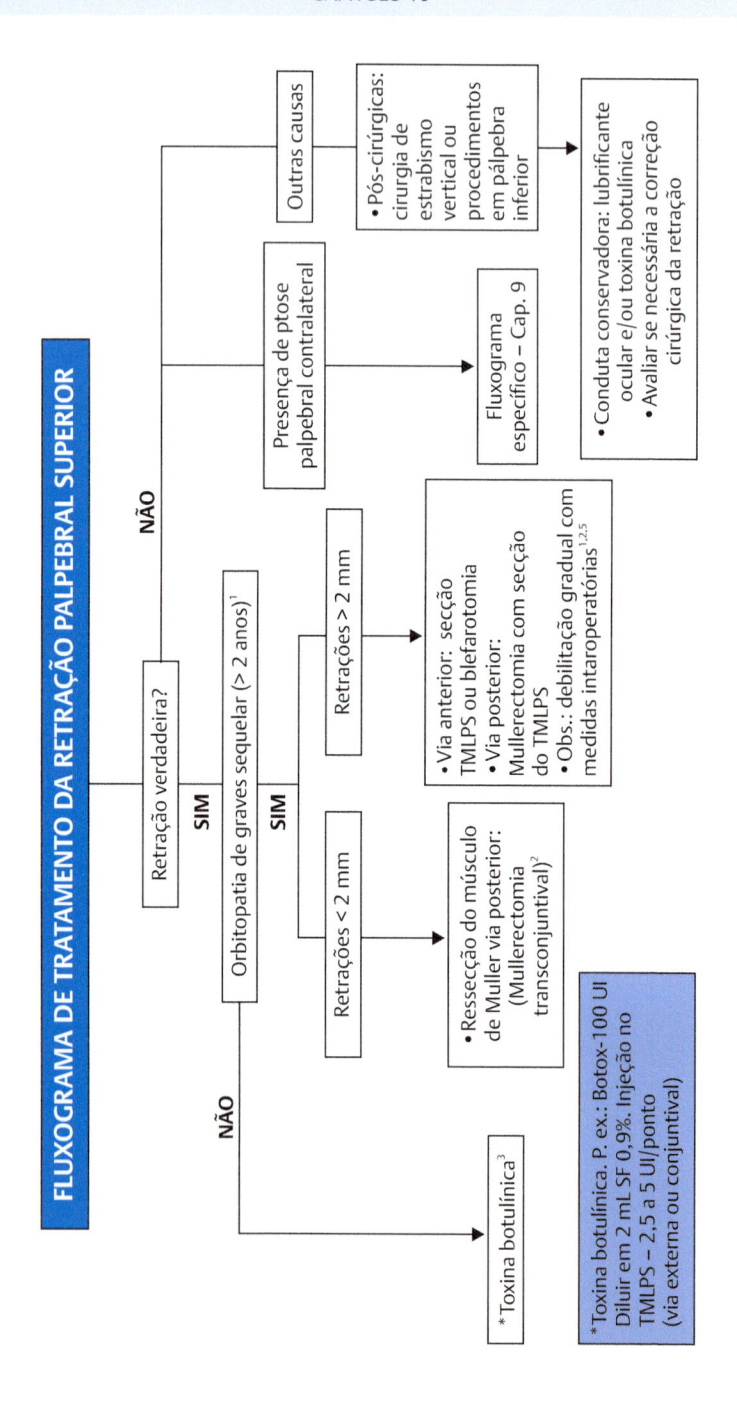

FLUXOGRAMA DE TRATAMENTO DA RETRAÇÃO PALPEBRAL SUPERIOR

Retração verdadeira?

- **NÃO** → Presença de ptose palpebral contralateral
  - Fluxograma específico – Cap. 9
- **NÃO** → Outras causas
  - Pós-cirúrgicas: cirurgia de estrabismo vertical ou procedimentos em pálpebra inferior
  - Conduta conservadora: lubrificante ocular e/ou toxina botulínica
  - Avaliar se necessária a correção cirúrgica da retração

- **SIM** → Orbitopatia de graves sequelar (> 2 anos)[1]
  - **NÃO** → *Toxina botulínica[3]
  - **SIM**:
    - Retrações < 2 mm → Ressecção do músculo de Muller via posterior: (Mullerectomia transconjuntival)[2]
    - Retrações > 2 mm →
      - Via anterior: secção TMLPS ou blefarotomia
      - Via posterior: Mullerectomia com secção do TMLPS
      - Obs.: debilitação gradual com medidas intraoperatórias[1,2,5]

---

*Toxina botulínica. P. ex.: Botox-100 UI Diluir em 2 mL SF 0,9%. Injeção no TMLPS – 2,5 a 5 UI/ponto (via externa ou conjuntival)

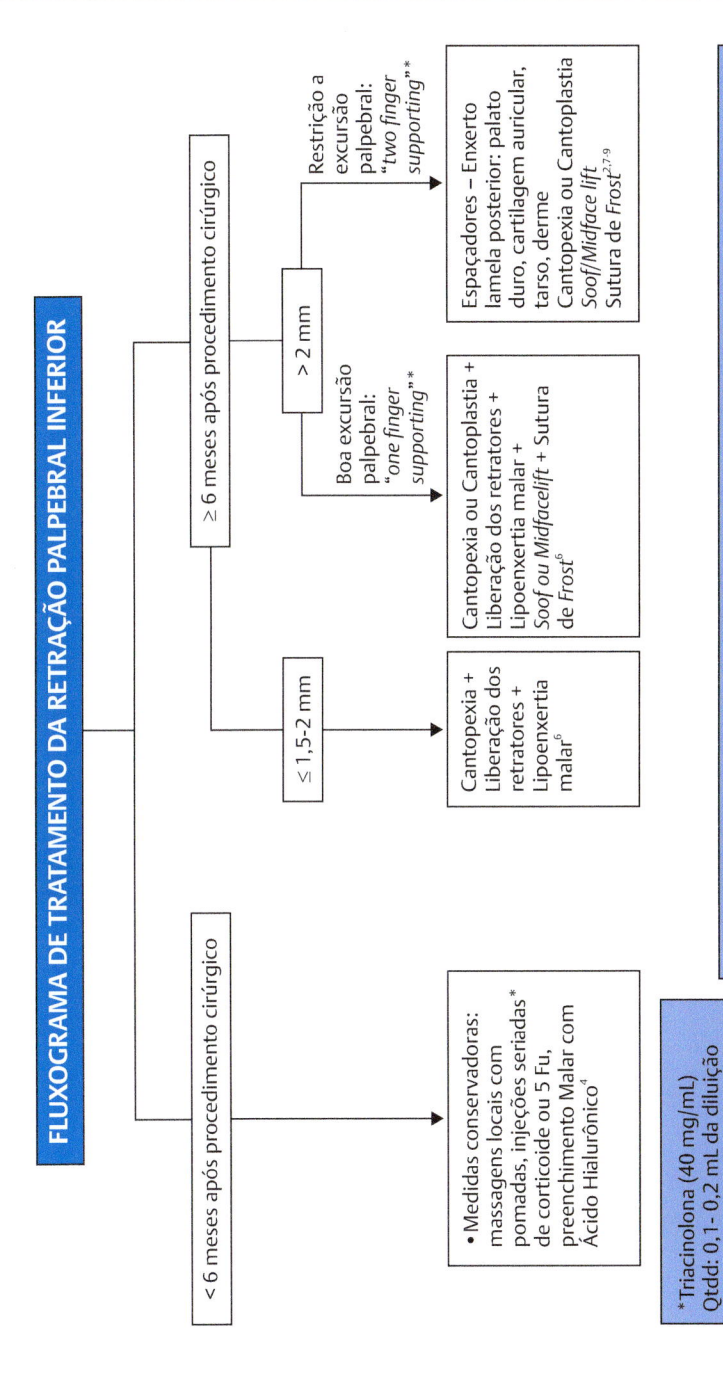

FLUXOGRAMA DE TRATAMENTO DA RETRAÇÃO PALPEBRAL INFERIOR

- **< 6 meses após procedimento cirúrgico**
  - Medidas conservadoras: massagens locais com pomadas, injeções seriadas* de corticoide ou 5 Fu, preenchimento Malar com Ácido Hialurônico[4]

- **≥ 6 meses após procedimento cirúrgico**
  - **≤ 1,5-2 mm**
    - Cantopexia + Liberação dos retratores + Lipoenxertia malar[6]
  - **> 2 mm**
    - Boa excursão palpebral: "one finger supporting"**
      - Cantopexia ou Cantoplastia + Liberação dos retratores + Lipoenxertia malar + Soof ou Midfacelift + Sutura de Frost[6]
    - Restrição a excursão palpebral: "two finger supporting"**
      - Espaçadores – Enxerto lamela posterior: palato duro, cartilagem auricular, tarso, derme
      - Cantopexia ou Cantoplastia Soof/Midface lift
      - Sutura de Frost[2,7-9]

*Triacinolona (40 mg/mL)
Qtdd: 0,1- 0,2 mL da diluição
5 Fluoracil (5 Fu)(500 mg/10 mL)
Qtdd: 0,1-0,2 mL
Intervalo: 3 semanas para nova aplicação S/N

**"One finger supporting": a excursão da pálpebra inferior é possível com auxílio de 1 dedo, sem restrição da lamela média e/ou posterior.
"Two finger supporting": a excursão da pálpebra inferior é restrita e só é possível com auxílio de 2 dedos, demonstrando encurtamento e restrição da lamela média e/ou posterior.

REFERÊNCIAS BIBLIOGRÁFICAS

1. Gonçalves ACP, Nogueira T, Gonçalves ACA, Silva LD, Matayoshi S, Monteiro MLR. A Comparative Study of Full-Thickness Blepharotomy Versus Transconjunctival Eyelid Lengthening in the Correction of Upper Eyelid Retraction in Graves' Orbitopathy. Aesthetic Plast Surg. 2018 Feb;42(1):215-23.
2. Cruz AA, Ribeiro SF, Garcia DM, Akaishi PM, Pinto CT. Graves upper eyelid retraction. Surv Ophthalmol. 2013 Jan-Feb;58(1):63-76.
3. Costa PG, Saraiva FP, Pereira IC, Monteiro ML, Matayoshi S. Comparative study of Botox injection treatment for upper eyelid retraction with 6-month follow-up in patients with thyroid eye disease in the congestive or fibrotic stage. Eye (Lond). 2009;23:767-73.
4. Taban M, Lee S, Hoenig JA, Mancini R, Goldberg RA, Douglas RS. Postoperative Wound Modulation in Aesthetic Eyelid and Periorbital Surgery. In: Massry G, Murphy M, Azizzadeh B (Eds.). Master Techniques in Blepharoplasty and Periorbital Rejuvenation. New York, NY: Springer. 2011.
5. Ceisler EJ, Bilik JR, Rubin PA, Burks WR, Shore JW. Results of muellerotomy and levator aponeurosis transposition for the correction of upper eyelid retraction in Grave's disease. Ophthal Plast Reconstr Surg. 1996;12(2):147-54.
6. Skippen B, Bernardini FP, Fezza J, Hartstein ME. Autologous Fat Grafting for Treating Blepharoplasty-induced Lower Eyelid Retraction. Plast Reconstr Surg Glob Open. 2016 Dec 23;4(12).
7. Matayoshi S, Forno EA, Moura EM. Manual de cirurgia plástica ocular. São Paulo: Roca. 2004;(10):109-25.
8. Kersten RC, Kulwin DR, Levartovsky S, Tiradellis H, Tse DT. Management of lower-eyelid retraction with hard-palate mucosa grafting. Arch Ophthalmol. 1990;108:1339-43.
9. Shorr N, Fallor MK. Madame Butterfly procedure: combined cheek and lateral canthal suspension procedure for post-blepharoplasty, "round eye", and lower retraction. Ophthal Plast Reconstr Surg. 1985;1:229-35.

PTOSE DOS SUPERCÍLIOS

Maria Antonieta Ginguerra ▪ Suzana Matayoshi ▪ Davi Araf

INTRODUÇÃO

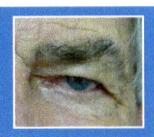

Alterações posicionais dos supercílios normalmente ocorrem consequentes a perda da sustentação galeal dos tecidos da fronte com o avanço da idade ou mesmo podem ser secundários a outras causas. Em relação a posição anatômica, o supercílio posiciona-se mais alto, nas mulheres, ficando acima da rima orbitária, enquanto nos homens situa-se sobre a rima e é mais retificado. Consideramos como ptose de supercílio quando está abaixo da rima orbitária.

🚩 Avaliação do posicionamento do supercílio e a necessidade de reposicioná-lo, quando necessário, irão influenciar diretamente no resultado final da blefaroplastia superior.
🚩 Nos casos onde o supercílio é ptótico, pode haver piora da sua posição, quando se realiza apenas a blefaroplastia superior. Por isso, o ideal, nesses casos, é fazer a cirurgia conjuntamente, tanto das pálpebras como dos supercílios.
🚩 O supercílio também pode estar elevado (acima da rima orbitária), como forma de compensação de ptose palpebral ou nos casos de pseudoptose por dermatocálase.

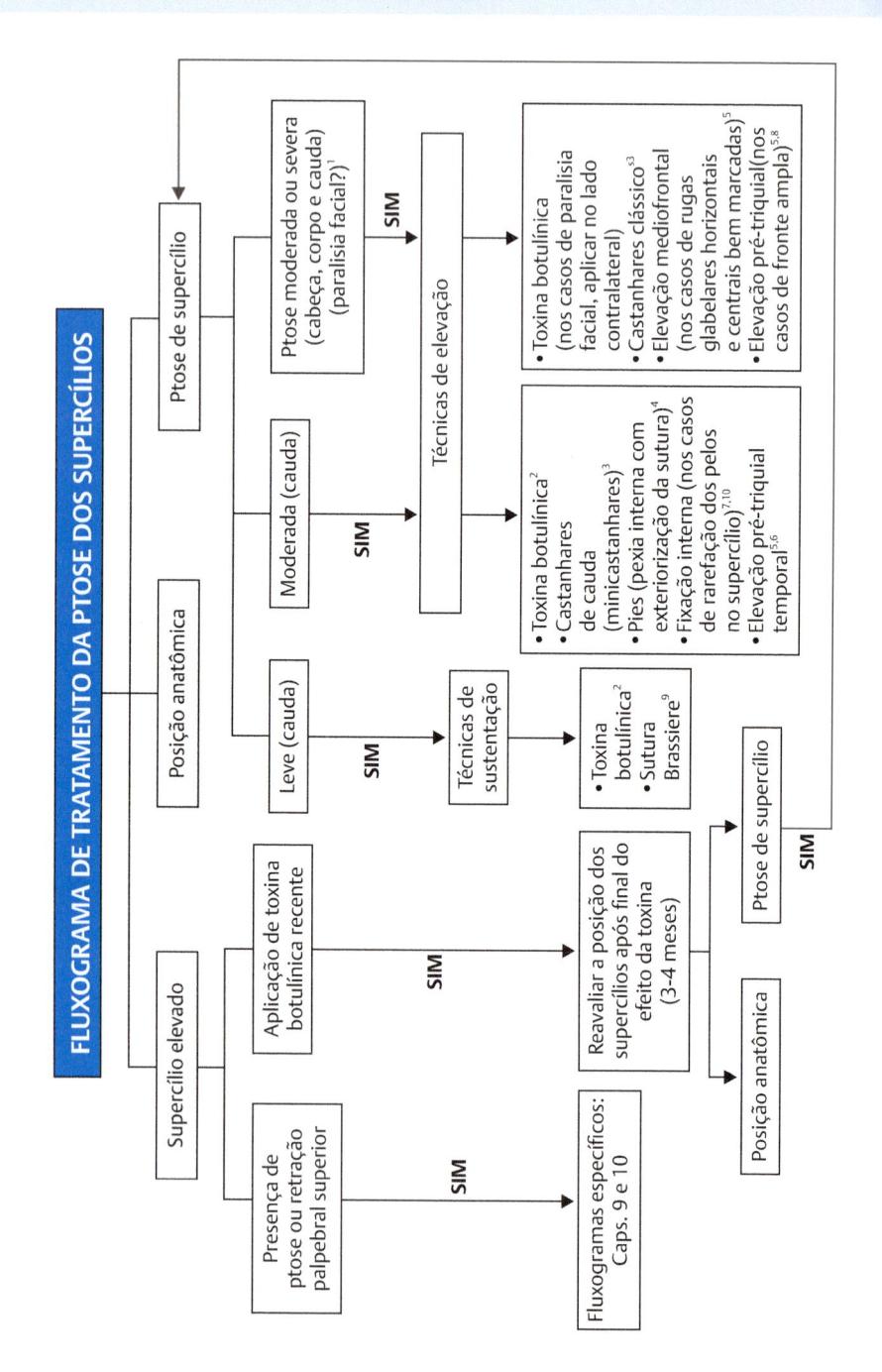

FLUXOGRAMA DE TRATAMENTO DA PTOSE DOS SUPERCÍLIOS

Supercílio elevado

- Presença de ptose ou retração palpebral superior → **SIM** → Fluxogramas específicos: Caps. 9 e 10
- Aplicação de toxina botulínica recente → **SIM** → Reavaliar a posição dos supercílios após final do efeito da toxina (3-4 meses)
  - Ptose de supercílio
  - Posição anatômica

Posição anatômica

Ptose de supercílio

- Leve (cauda) → **SIM** → Técnicas de sustentação
  - Toxina botulínica[2]
  - Sutura Brassiere[9]

- Moderada (cauda) → **SIM** → Técnicas de elevação
  - Toxina botulínica[2]
  - Castanhares de cauda (minicastanhares)[3]
  - Pies (pexia interna com exteriorização da sutura)[4]
  - Fixação interna (nos casos de rarefação dos pelos no supercílio)[7,10]
  - Elevação pré-triquial temporal[5,6]

- Ptose moderada ou severa (cabeça, corpo e cauda) (paralisia facial?)[1] → **SIM** → Técnicas de elevação
  - Toxina botulínica (nos casos de paralisia facial, aplicar no lado contralateral)
  - Castanhares clássico[3]
  - Elevação mediofrontal (nos casos de rugas glabelares horizontais e centrais bem marcadas)[5]
  - Elevação pré-triquial (nos casos de fronte ampla)[5,8]

REFERÊNCIAS BIBLIOGRÁFICAS

1. Beard C. Canthoplasty and brow elevation for facial palsy. Arch Ophth. 1964;71:384-8.
2. Carruthers J, Fagien S, Matarasso SL. Consensus recommendations on the use of botulinum toxin type a in facial aesthetics. Plastic and Reconstructive Surgery. 2004;114:1S-22S.
3. Castañares S. Forehead wrinkles, glabellar frown and ptosis of the eyebrows. Plast. Reconstrutive Surgery. 1964;34:404-13.
4. Franco FF, Brito RV, Araf D. Suspensão de Supercílios - Browlifting. In: Franco FF, Kharmandayan P. Manual de Cirurgia Órbito-Palpebral (Ed.). DiLivros 2022. Cap. 8.
5. Janis JE, Potter JK, Robrich RJ. Eyebrow lift techniques. In: Fagien S. Putterman´s Cosmetic Oculoplastic Surgery. 4. ed. Elsevier Inc. 2008. p. 65-77.
6. Knize DM. Limited incision forehead lift for eyebrow elevation to enhance upper blepharoplasty. Plast Reconstr Surg. 1996;97(2):1334-42.
7. McCord CD, Doxanas MT. Browplasty and browpexy. An adjunt to blepharoplasty. Plast Reconstr Surg. 1990;86:248-54.
8. McGuire CS, Gladstone HB. Novel pretrichial brow lift technique and review of methods and complications. Dermatol Surg. 2009;35(9):1390-415.
9. Varshney N, Lin JL, Kohn JC, Isaacs DK, Hoenig JA, Goldberg RA. Using a brassiere suture technique to de ne lateral tarsal platform and eyebrow fat contours. 43 rd. Annual Meeting of the American Society of Ophthalmic Plastic and Reconstructive Surgery. Chicago:IL. 2012.
10. Zarem HA, Resnick JI, Carr RM, Wootton DG. Browpexy: lateral orbicularis muscle fixation as an adjunt to upper blepharoplasty. Plast Reconstr Surg. 1997;100(5):1258-61.

BLEFAROPLASTIA SUPERIOR

Maria Antonieta Ginguerra ▪ Suzana Matayoshi

INTRODUÇÃO

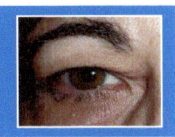

Indicada nos casos em que há excesso de pele e/ou bolsas de gordura na pálpebra superior (PS) de caráter estético ou funcional.

Avaliação pré-operatória e suspensão de medicamentos ou suplementos vitamínicos que potencialmente causam sangramento, em conjunto com o clínico ou cardiologista do paciente, quando necessário.

Avaliar tipos de tratamentos ou cirurgias faciais pregressas pois podem influenciar o tratamento cirúrgico final.

- Aguardar 6 meses nos casos de cirurgia ocular (p. ex., LASIK) ou palpebral prévia para nova intervenção cirúrgica em pálpebra, exceto pequenos retoques que podem ser feitos precocemente.
- Olho seco, maior atenção aos pacientes de cirurgia refrativa recente ou fenômeno de Bell fraco.
- Blefarite, iniciar tratamento antes da cirurgia.
- Verificar necessidade de simetrizar ou confeccionar novo sulco palpebral superior, especialmente em pacientes asiáticos.
- Exérese de pele, preservando a lamela anterior em cerca de 19-20 mm, diminui o risco de Lagoftalmo pós-operatório.

Tratamentos adjuvantes cirúrgicos e não cirúrgicos podem ser realizados concomitantemente a blefaroplastia superior, como o preenchimento para correção da deformidade em "A" do sulco orbitopalpebral superior com gordura autóloga (lipoenxertia) ou ácido hialurônico (HA) e ainda aplicação de *laser* de CO_2 fracionado e outras tecnologias em face.

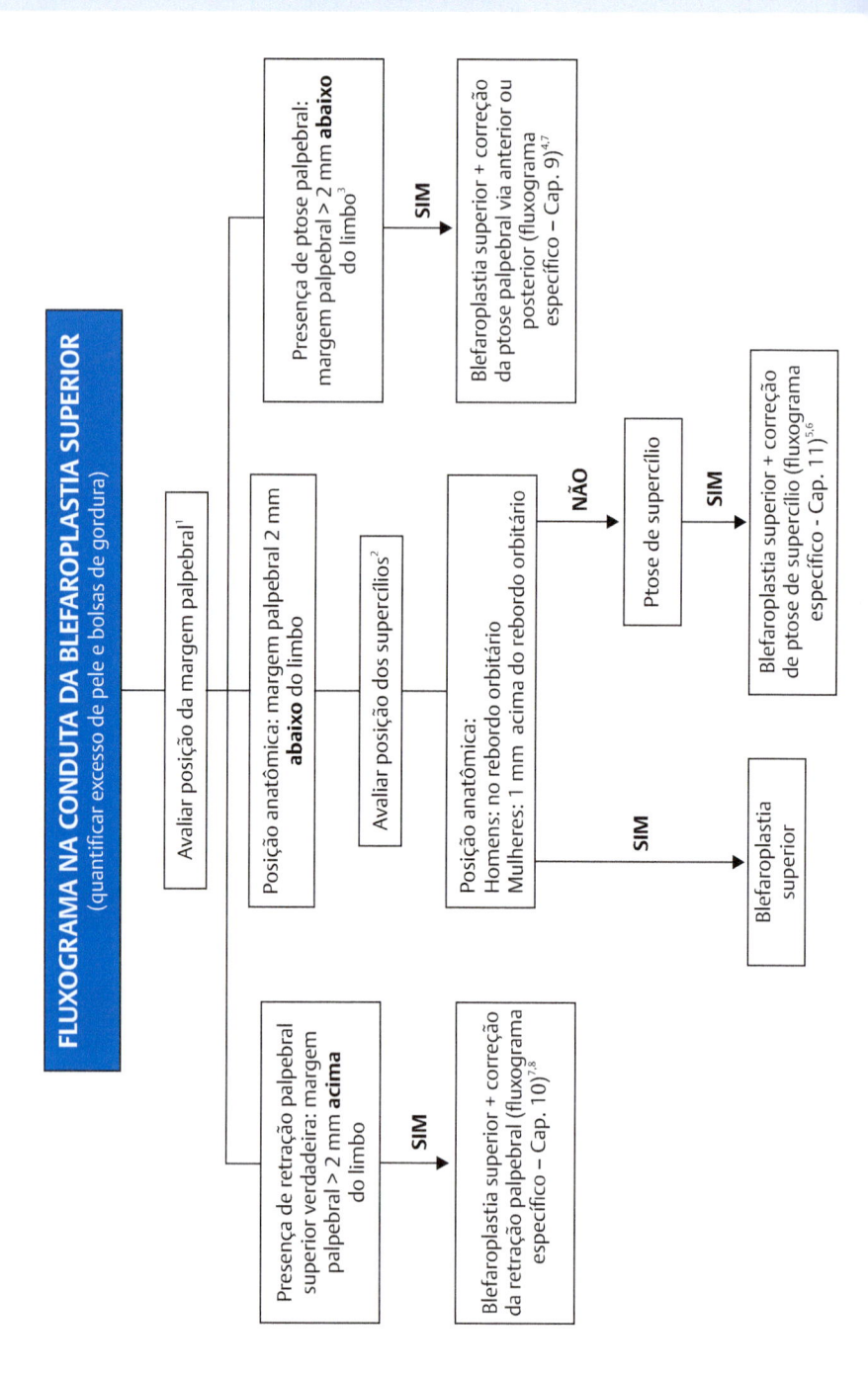

FLUXOGRAMA NA CONDUTA DA BLEFAROPLASTIA SUPERIOR
(quantificar excesso de pele e bolsas de gordura)

Avaliar posição da margem palpebral[1]

- Presença de retração palpebral superior verdadeira: margem palpebral > 2 mm **acima** do limbo
  - **SIM** → Blefaroplastia superior + correção da retração palpebral (fluxograma específico – Cap. 10)[7,8]

- Posição anatômica: margem palpebral 2 mm **abaixo** do limbo
  - Avaliar posição dos supercílios[2]
    - Posição anatômica: Homens: no rebordo orbitário Mulheres: 1 mm acima do rebordo orbitário
      - **SIM** → Blefaroplastia superior
      - **NÃO** → Ptose de supercílio
        - **SIM** → Blefaroplastia superior + correção de ptose de supercílio (fluxograma específico - Cap. 11)[5,6]

- Presença de ptose palpebral: margem palpebral > 2 mm **abaixo** do limbo[3]
  - **SIM** → Blefaroplastia superior + correção da ptose palpebral via anterior ou posterior (fluxograma específico – Cap. 9)[4,7]

REFERÊNCIAS BIBLIOGRÁFICAS
1. Baylis HI, Goldberg RA, Kerivan KM, Jacobs JL. Blepharoplasty and periorbital surgery. Dermatol Clin.1997 Oct;15(4):635-47.
2. Czyz CN, Hill RH, Foster JA. Preoperative Evaluation of the Brow-Lid Continuum. Clin Plastic Surg. 2013;40:43-53.
3. Martin JJ. Ptosis Repair in Aesthetic Blepharoplasty. Clin Plast Surg. 2013;40:201-12.
4. Whipple KM, Korn BS, Kikkawa DO. Recognizing and Managing Complication in Blepharophasty. Facial Plast Surg Clin N Am. 2013;21:625-37.
5. Briceño CA, Zhang-Nunes SX, Massry GG. Minimal Invasive Surgical Adjuncts to Upper Blepharoplasty. Facial Plast Surg Clin N Am. 2015;23:137-51.
6. Lee JW, Baker SR. Esthetic Enhancements in Upper Blepharoplasty. Clin Plast Surg. 2013;40:139-46.
7. Matayoshi S, Forno EA, Moura E. Manual de cirurgia plástica ocular. São Paulo: Roca. 2004;(13). p. 149-66.
8. Correction of complications in aesthetic eyelid surgery. In: McCord CD, Codner MA (Eds.). Eyelid and Periorbital Surgery. St. Louis: Quality Medical Publishing; 2008:ch 9.

BLEFAROPLASTIA INFERIOR

Maria Antonieta Ginguerra ▪ Suzana Matayoshi

INTRODUÇÃO

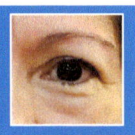

Indicada nos casos em que há excesso de pele, músculo orbicular e/ou bolsas de gordura na Pálpebra Inferior (PI) de caráter estético ou funcional.

Avaliação pré-operatória e suspensão de medicamentos ou suplementos vitamínicos que potencialmente causam sangramento, em conjunto com o clínico ou cardiologista do paciente.

Olho seco - maior atenção aos pacientes de cirurgia refrativa pregressa.

Blefarite – iniciar tratamento tópico e via oral (casos mais severos) no pré-operatório.

Aguardar 6 meses nos casos de cirurgia ocular ou palpebral prévia para nova intervenção cirúrgica em pálpebra, exceto pequenos retoques.

Associação de tratamentos adjuvantes cirúrgicos e não cirúrgicos à blefaroplastia inferior para potencializar os resultados pode ser realizada no pré, intraoperatório ou pós-operatório, como, por exemplo, preenchimentos com gordura autóloga ou ácido hialurônico, *peelings* para tratamento das rítides da pele com ácido tricloroacético (ATA) ou aplicação de *laser* de CO_2 fracionado ou radiofrequência são algumas das possibilidades.

▶ Avaliação da frouxidão tarsoligamentar é de extrema importância na programação cirúrgica da blefaroplastia inferior: Distraction Test (+) e Snap-Back ≥ 6 mm ⇒ cantopexia (casos leves/moderados) ou Snap Back ≥ 8 mm ⇒ cantoplastia (casos severos).
▶ Vetor negativo – avaliar necessidade de volumização malar ou Soof/Midfacelift de terço médio (nos casos mais severos de hipotrofia malar).
▶ São muitos os tipos de complicações relacionados com a blefaroplastia inferior, sendo os mais e frequentes: a retração palpebral inferior e o ectrópio, causas de importante desconforto ocular para o paciente. Assim, considerar o correto planejamento e uso de técnica apropriada.

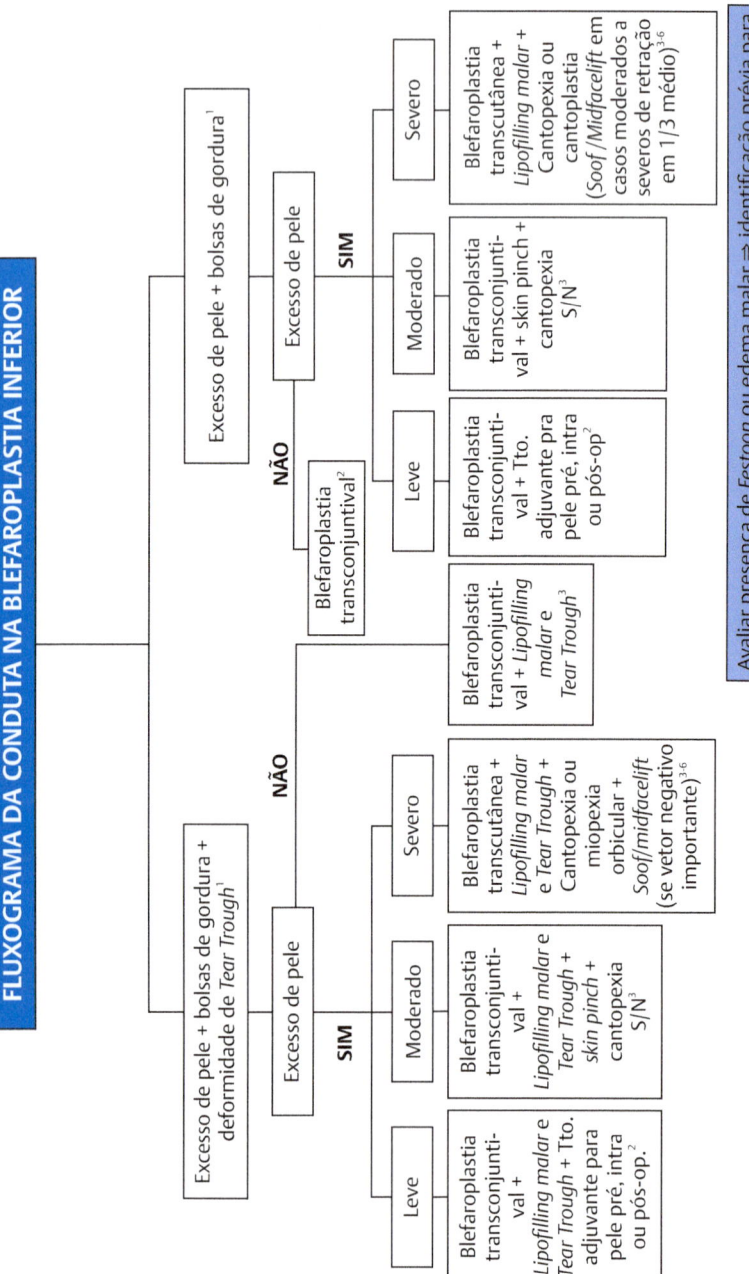

FLUXOGRAMA DA CONDUTA NA BLEFAROPLASTIA INFERIOR

```
                    ┌─────────────────────────────────┴─────────────────────────────────┐
        Excesso de pele + bolsas de gordura +                              Excesso de pele + bolsas de gordura[1]
              deformidade de Tear Trough[1]
                          │                                                              │
                   Excesso de pele                                                 Excesso de pele
                    SIM ┌──┴──┐ NÃO                                              NÃO ┌───┴───┐ SIM
                        │     │                                                      │       │
        ┌───────┬───────┤     │                                              Blefaroplastia  │
        │       │       │     │                                              transconjuntival[2]
      Leve   Moderado Severo  │                                                      │
                              Blefaroplastia                          ┌───────┬──────┴──────┐
                              transconjuntival +                      │       │             │
                              Lipofilling malar e                   Leve   Moderado      Severo
                              Tear Trough[3]
```

Excesso de pele + bolsas de gordura + deformidade de Tear Trough[1]

Excesso de pele — SIM:

- **Leve:** Blefaroplastia transconjuntival + Lipofilling malar e Tear Trough + Tto. adjuvante para pele pré, intra ou pós-op.[2]
- **Moderado:** Blefaroplastia transconjuntival + Lipofilling malar e Tear Trough + skin pinch + cantopexia S/N[3]
- **Severo:** Blefaroplastia transcutânea + Lipofilling malar e Tear Trough + Cantopexia ou miopexia orbicular + Soof/midfacelift (se vetor negativo importante)[3-6]

Excesso de pele — NÃO: Blefaroplastia transconjuntival + Lipofilling malar e Tear Trough[3]

Excesso de pele + bolsas de gordura[1]

Excesso de pele — NÃO: Blefaroplastia transconjuntival[2]

Excesso de pele — SIM:

- **Leve:** Blefaroplastia transconjuntival + Tto. adjuvante pra pele pré, intra ou pós-op.[2]
- **Moderado:** Blefaroplastia transconjuntival + skin pinch + cantopexia S/N[3]
- **Severo:** Blefaroplastia transcutânea + Lipofilling malar + Cantopexia ou cantoplastia (Soof/Midfacelift em casos moderados a severos de retração em 1/3 médio)[3-6]

Avaliar presença de *Festoon* ou edema malar ⇒ identificação prévia para esclarecimento ao paciente e correção cirúrgica, se necessária.[7-9]

REFERÊNCIAS BIBLIOGRÁFICAS
1. Baylis HI, Goldberg RA, Kerivan KM, Jacobs JL. Blepharoplasty and periorbital surgery. Dermatol Clin. 1997 Oct;15(4):635-47.
2. Hidalgo DA. An integrated approach to lower blepharoplasty. Plast Reconstr Surg. 2011;127:386–95.
3. Collar RM, Lyford-Pike S, Byrne P. Algorithmic Approach to Lower Lid Blepharoplasty. Facial Plast Surg. 2013;29(01):032-039.
4. Kranendonk S, Obagi S. Autologous fat transfer for periorbital rejuvenation: indications, technique, and complications. Dermatol Surg. 2007 May;33(5):572-8.
5. Lam SM. Halos and Asymmetric Triangles: Designing the Eyelids with Volume Using Fillers and/or Fat. Facial Plast Surg. 2018 Apr;34(2):173-177.
6. Lucarelli MJ, Khwarg SI, Lemke BN, Kozel JS, Dortzbach RK. The anatomy of midfacial ptosis. Ophthalmic Plast Reconstr Surg. 2000;16(1):7–22.
7. Kpodzo DS, Nahai F, McCord CD. Malar mounds and festoons: review of current management. Aesthet Surg J. 2014;34(2):235-48.
8. Lessa S, Pontello J, Duarete D, Lobão D. Intralesional Tetracycline Injection, Pinch Technique, and Canthopexy for the Treatment of Severe Festoons: Preliminary Results Aesthet Surg J Open Forum. 2022; 4: ojab048. Published online 2021 Nov 20.
9. Whipple KM, Korn BS, Kikkawa DO. Recognizing and Managing Complication in Blepharophasty. Facial Plast Surg Clin N Am. 2013;21:625-37.

RECONSTRUÇÃO PALPEBRAL

Maria Antonieta Ginguerra ▪ Suzana Matayoshi ▪ André Borba

INTRODUÇÃO

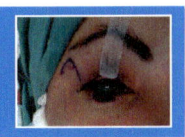

Conhecer a anatomia e escolher a técnica apropriada para reconstrução palpebral, depois de retirada de tumores ou na presença de defeitos pós-traumas locais, permitem a manutenção da função palpebral e proteção ocular. Para isso, é necessário manter uma margem palpebral estável, boa abertura e fechamento, além de uma superfície interna adequada.

Além da anamnese dirigida (tempo de aparecimento, evolução da lesão e tratamentos anteriores), a semiologia deve incluir exame oftalmológico completo e palpação da lesão, identificação de possíveis sinais de malignidade: presença de telangiectasias finas, ulcerações centrais, sangramento, margens translúcidas, alteração de coloração, perda de cílios e alteração da arquitetura da margem palpebral.

- Uma boa reconstrução palpebral se inicia com correto planejamento da técnica escolhida, visando à reconstituição cirúrgica bilamelar.
- Evitar tração nos retalhos, assim como tensão demasiada nas suturas, reduz o risco de deiscências e deformidades.
- Avaliar vascularização tecidual da área a ser reconstruída.
- Evitar retalho interpalpebral (como *Hughes*) nos casos de tumores com subtipos mais agressivos, e em crianças em fase ambliogênica.

FLUXOGRAMA DE CONDUTA DA RECONSTRUÇÃO PALPEBRAL

*AP - anatomopatológico

Lesões suspeitas de malignidade: presença de telangiectasias finas, ulcerações centrais, sangramento, margens translúcidas, perda de cílios e alteração da arquitetura da margem palpebral[1,2]

- Lesões benignas[1] → Excisão S/N
- Lesões malignas[1,2] → Biópsia incisional + AP*[1]

Lesões malignas[1,2] → Técnica de Mohs ou excisão da lesão + biópsia de congelação[2] → **Reconstrução cirúrgica**

Reconstrução cirúrgica

Localização

Canto medial[3]
- Superficial
  - Retalho bilobado[4]
  - Segunda intenção ou enxerto de pele (defeitos pequenos)
- Profundo
  - Retalho glabelar
  - Retalho V-Y[13]
  - Retalho malar

Canto lateral[5]
- Espessura parcial/total
  - Retalho romboide
  - Retalho de periósteo lateral[6]

Tamanho do defeito da margem palpebral (lamelas anterior e posterior)[1,2]

- < 25%
  - Ressecção em pentágono (téc. Bick modificada)[7]
  - Fechamento direto com ou sem cantólise
- 20-50%
  - Retalho semicircular de *Tenzel*[8]
  - Retalho de transposição de *Fricke*[9]
- > 50%
  - Téc. Hughes[10]
  - Retalho miocutâneo de Cutler-beard[11]
  - Téc. Mustardé[12]
  - Téc. "Sanduíche"[14]

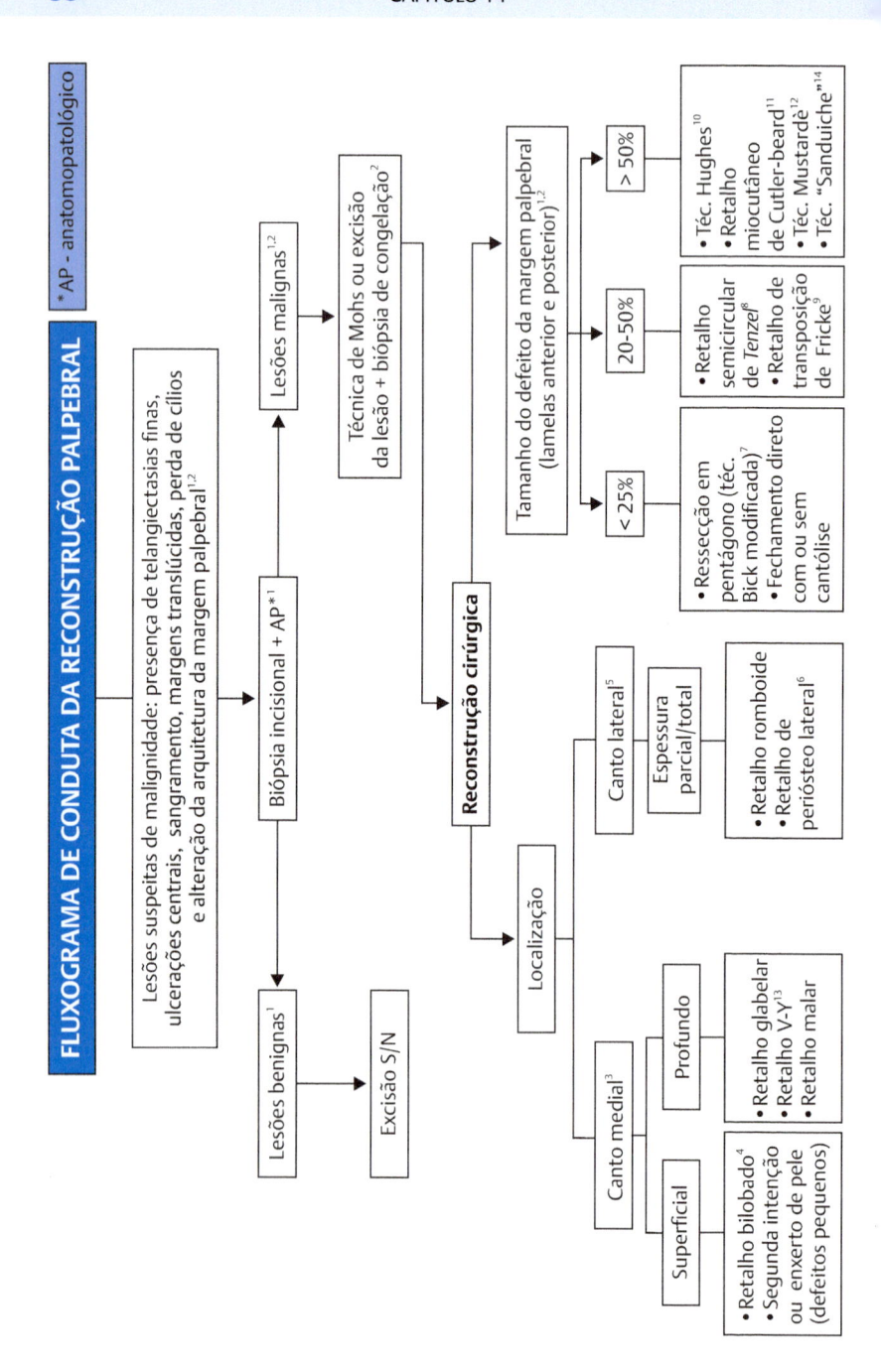

REFERÊNCIAS BIBLIOGRÁFICAS

1. Hallock GG, Lutz DA. Prospective study of the accuracy of the surgeon's diagnosis in 2000 excised skin tumors. Plast Reconstr Surg. 1998;101(5):1255-61.
2. Patel S, Itani K. Review of Eyelid Reconstruction Techniques after Mohs Surgery. Semin Plast Surg. 2018;32(2):95-102.
3. Madge SN, Malhotra R, Thaller VT, Davis GJ, Kakizaki H, Mannor GE, et al. A Systematic Approach to the Oculoplastic Reconstruction of the Eyelid Medial Canthal Region after Cancer Excision. Int Ophthalmol Clin. 2009;49(4):173-94.
4. Mc Gregor JC, Soutar DS. A critical assessment of the bilobed flap, Br J Plast. Surg. 1981;34:197.
5. Chong K, Goldberg R. Lateral Canthal Surgery. Facial Plast Surg. 2010;26(03):193-200.
6. Weinstein GS, Anderson RL, Tse DT, Kersten RC. The use of a periosteal strip for eyelid reconstruction. Arch Ophthalmol. 1985;103(3):357-9.
7. Bick MW. Surgical management of orbital tarsal disparity. Arch Ophthalmol. 1966;75:386-9.
8. Tenzel RR, Stewart WB. Eyelid reconstruction by the semicircle flap technique. Ophthalmology. 1978;85(11):1164-9.
9. Wilcsek G, Leatherbarrow B, Halliwell M, Francis I. The 'RITE' use of the Fricke flap in periorbital reconstruction. Eye (Lond). 2005;19(8):854-60.
10. Rohrich RJ, Zbar RI. The evolution of the Hughes tarsoconjunctival flap for the lower eyelid reconstruction. Plast Reconstr Surg. 1999;104(2):518-22; quiz 23; discussion 24-6.
11. Cutler NL, Beard C. A method for partial and total upper lid reconstruction. Am J Ophthalmol. 1955;39(1):1-7.
12. Callahan MA, Callahan A. Mustardé flap lower lid reconstruction after malignancy Ophthalmology.1980 Apr;87(4):279-86.
13. Yıldırım S, Aköz T, Akan M, Cakir B. The use of combined nasolabial V-Y advancement and glabellar flaps for large medial canthal defects. Dermatol Surg. 2001;27:215-18.
14. Matayoshi S, Forno EA, Moura EM. Manual de cirurgia plástica ocular. São Paulo: Roca, 2004;(15):196-7.

LACERAÇÕES PALPEBRAIS E CANALICULARES

Maria Antonieta Ginguerra ▪ Suzana Matayoshi

INTRODUÇÃO

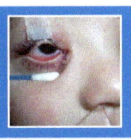

As lacerações palpebrais podem ser decorrentes de vários mecanismos de trauma. O mecanismo da lesão é importante, pois pode ser um indício da presença de fraturas orbitárias, perfuração ocular e corpo estranho intraocular ou intraorbitário. Avaliação ocular, dos reflexos pupilares e da visão, assim como o exame de imagem: tomografia computadorizada (TC) de crânio e órbitas, ajudam a programar o tratamento cirúrgico.

🚩 As lacerações de pálpebra superior podem-se estender acometendo o septo palpebral e/ou tendão do músculo levantador da pálpebra superior (TMLPS). Em relação aos cantos externo e interno, este último, é o mais acometido e devemos lembrar que nessa localização os canalículos podem também ser afetados pelo trauma. Em relação à cirurgia da ptose, não necessariamente precisa ser realizada na 1ª intervenção cirúrgica, podendo aguardar a recuperação do TMLPS e reavaliar sua função após 6 meses do trauma.

🚩 Nas lacerações palpebrais com acometimento de via lacrimal, ambos devem ser reparados primariamente no mesmo tempo cirúrgico (primeiras 48 h), ou se o edema for significativo, dificultando a identificação dos "cotos" proximal e distal dos canalículos, pode-se aguardar de 3 a 5 dias, não devendo ultrapassar esse intervalo para reconstrução favorável com intubação.

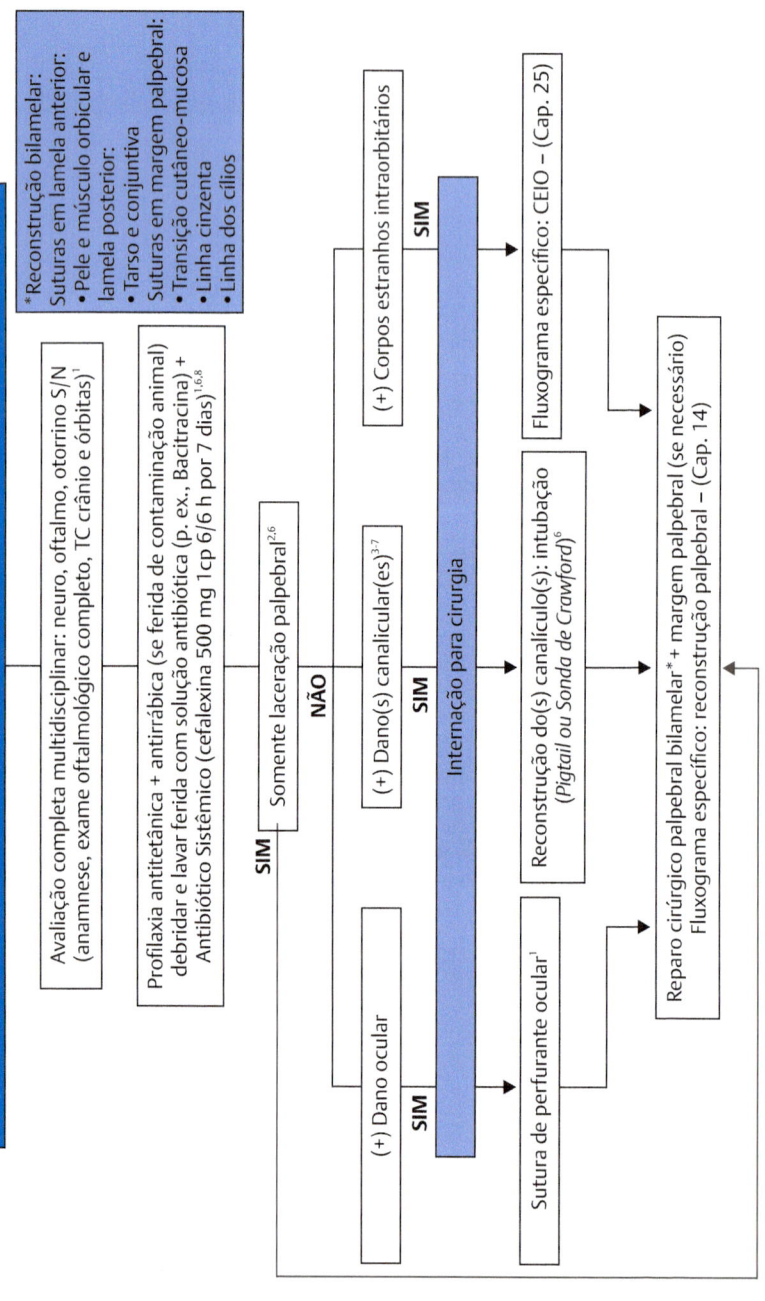

FLUXOGRAMA DE CONDUTA NAS LACERAÇÕES PALPEBRAIS E CANALICULARES

Avaliação completa multidisciplinar: neuro, oftalmo, otorrino S/N (anamnese, exame oftalmológico completo, TC crânio e órbitas)[1]

Profilaxia antitetânica + antirrábica (se ferida de contaminação animal) debridar e lavar ferida com solução antibiótica (p. ex., Bacitracina) + Antibiótico Sistêmico (cefalexina 500 mg 1cp 6/6 h por 7 dias)[1,6,8]

*Reconstrução bilamelar:
Suturas em lamela anterior:
- Pele e músculo orbicular e lamela posterior:
- Tarso e conjuntiva
Suturas em margem palpebral:
- Transição cutâneo-mucosa
- Linha cinzenta
- Linha dos cílios

Somente laceração palpebral[2,6]

SIM →
NÃO ↓

(+) Dano ocular
SIM → Sutura de perfurante ocular[1]

(+) Dano(s) canalicular(es)[3-7]
SIM → Internação para cirurgia → Reconstrução do(s) canalículo(s): intubação (Pigtail ou Sonda de Crawford)[6]

(+) Corpos estranhos intraorbitários
SIM → Fluxograma específico: CEIO – (Cap. 25)

Reparo cirúrgico palpebral bilamelar* + margem palpebral (se necessário)
Fluxograma específico: reconstrução palpebral – (Cap. 14)

REFERÊNCIAS BIBLIOGRÁFICAS
1. Carricondo PC, Lee SHS, Kato JM, Lima PP. Alves, M.R. Manual De Condutas Em Pronto-Socorro de Oftalmologia FMUSP. 1. ed. Atheneu. 2022;(4). p. 19-24 e (12):59-64.
2. Chang EL, Rubin PA. Management of complex eyelid lacerations. Int Ophthalmol Clin. 2002;42:187-201.
3. Jordan DR, Zia S, Gilbert SM, Mawn LA. Pathogenesis of canalicular lacerations. Ophthal Plast Reconstr Surg. 2008;24:394-8.
4. Della Rocca DA, Ahmad SM, DellaRocca RC. Direct repair of canalicular lacerations. Facial Plast Surg. 2007;23:149-55.
5. Savar A, Kirszrot J, Rubin PA. Canalicular involvement in dog bite releated eyelid lacerations. Ophthal Plast Reconstr Surg. 2008;24:296-8.
6. Matayoshi S, Forno EA, Moura E. Manual de cirurgia plástica ocular. São Paulo: Roca, 2004;(16). p. 205-16; (18) 225-38.
7. BCSC Orbit, Eyelids, and Lacrimal System. Section 7. American Academy of Ophthalmology. The eye M.D. Association. 2020-2021;(15):311-12.
8. Prendes MA, Jian-Amadi A, Chang SH, Shaftel SS. Ocular trauma from dog bites: characterization, associations, and treatment patterns at a regional level I trauma center over 11 years. Ophthalmic Plast Reconstr Surg. 2016;32(4):279-83.

OBSTRUÇÕES DA VIA LACRIMAL

CAPÍTULO 16

Maria Antonieta Ginguerra ▪ Suzana Matayoshi

INTRODUÇÃO

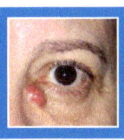

Trata-se de uma afecção que pode acometer qualquer nível da via lacrimal, causando dificuldade na drenagem da lágrima e epífora. Dizemos que a obstrução é "ALTA" quando se localiza entre os pontos lacrimais até o canalículo comum, e "BAIXA" quando está ao nível de saco ou ducto nasolacrimal. Por diferirem quanto à fisiopatologia, a forma **congênita** e **adquirida** tem tratamentos específicos. Em ambas as formas, o diagnóstico se faz pela anamnese, exame ocular completo e propedêutica da via lacrimal com sondagem e irrigação. Alguns testes auxiliam no diagnóstico, podendo ser realizados em crianças e adultos, como, por exemplo, o de *Zapia-Milder* e de *Jones* I e II. A confirmação diagnóstica ainda pode envolver dacriocistografia, localizando topograficamente o nível da obstrução ou a dacriocintilografia, nos casos das obstruções funcionais.

🚩 Exames de imagem (TC ou RM) devem ser realizados na dúvida diagnóstica e para investigação de tumefações localizadas acima do tendão cantal medial, e que simulam obstrução da via lacrimal, como: meningoencefalocele, cisto dermoide, ou processos tumorais.

🚩 Afastar causas sistêmicas e locais: processos palpebrais, ciliares, inflamatórios ou alérgicos, que possam afetar a superfície ocular causando lacrimejamento secundário.

OBSTRUÇÃO CONGÊNITA DA VIA LACRIMAL (OCVL)

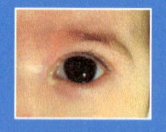

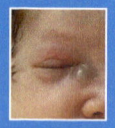

Afecção muito comum acomete cerca de 10%-20% dos recém-nascidos. A obstrução é causada pelo atraso na maturação da via lacrimal, pelo bloqueio membranoso ao nível da válvula de *Hasner*. Sintomas aparecem a partir da 2ª semana de vida em geral.

O sinal clínico mais evidente é o *Messy eye:* lacrimejamento e secreção mucoide que se aderem nos cílios, e olhos sem hiperemia conjuntival. A história e o exame clínico são suficientes para o diagnóstico, mas em alguns casos pode-se pedir a dacriocistografia para confirmação.

- Cerca de 90% dos casos sintomáticos resolvem com medidas conservadoras, como a massagem de *Criegler* no primeiro ano de vida.
- Na criança as agudizações (Dacriocistite aguda) devem ser seguidas de perto, por vezes necessitando de internação para antibioticoterapia (Atbterapia) Endovenosa (EV), pois podem evoluir rapidamente para celulite orbitária e disseminação da infecção.
- O diagnóstico diferencial envolve o reconhecimento de Dacriocistocele congênita de saco lacrimal, que é resultante de uma dupla obstrução valvar, envolvendo as válvulas de Rosenmuller *e* Hasner. Outras afecções congênitas que podem provocar lacrimejamento e devemos lembrar-nos de diferenciar: glaucoma, entrópio, distiquíase e processos alérgicos.
- Há indicação de sondagem e irrigação precoce, nos casos de dacriocistocele persistente com agudizações, ou causando dificuldade respiratória por presença de cisto concomitante intranasal. Esses casos devem-se associar à exérese ou marsupialização do cisto via endoscópica intranasal.

OBSTRUÇÕES DA VIA LACRIMAL

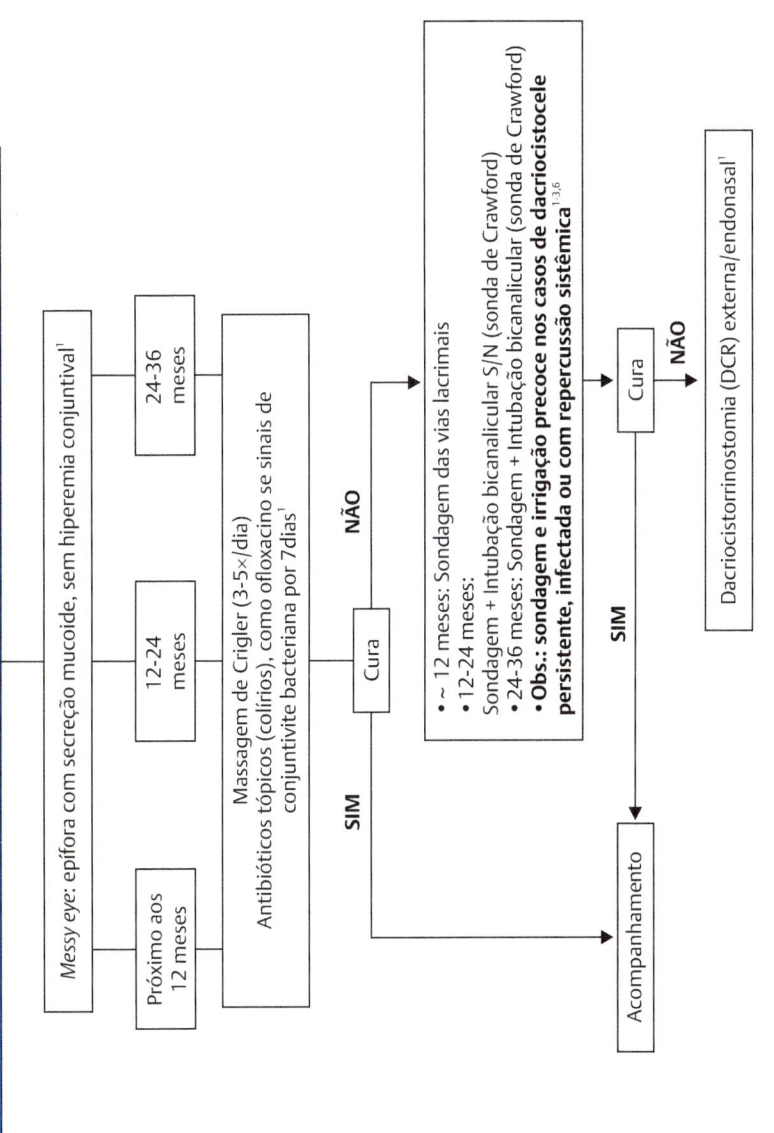

FLUXOGRAMA DE TRATAMENTO DA OBSTRUÇÃO CONGÊNITA DAS VIAS LACRIMAIS

Messy eye: epífora com secreção mucoide, sem hiperemia conjuntival[1]

- Próximo aos 12 meses
- 12-24 meses
- 24-36 meses

Massagem de Crigler (3-5×/dia)
Antibióticos tópicos (colírios), como ofloxacino se sinais de conjuntivite bacteriana por 7 dias[1]

Cura?

- **SIM** → Acompanhamento
- **NÃO** →
  - ~ 12 meses: Sondagem das vias lacrimais
  - 12-24 meses: Sondagem + Intubação bicanalicular S/N (sonda de Crawford)
  - 24-36 meses: Sondagem + Intubação bicanalicular (sonda de Crawford)
  - **Obs.: sondagem e irrigação precoce nos casos de dacriocistocele persistente, infectada ou com repercussão sistêmica**[1,3,6]

Cura?
- **SIM** → Acompanhamento
- **NÃO** → Dacriocistorrinostomia (DCR) externa/endonasal[1]

FLUXOGRAMA DE TRATAMENTO DA DACRIOCISTITE AGUDA NAS OBSTRUÇÕES CONGÊNITAS

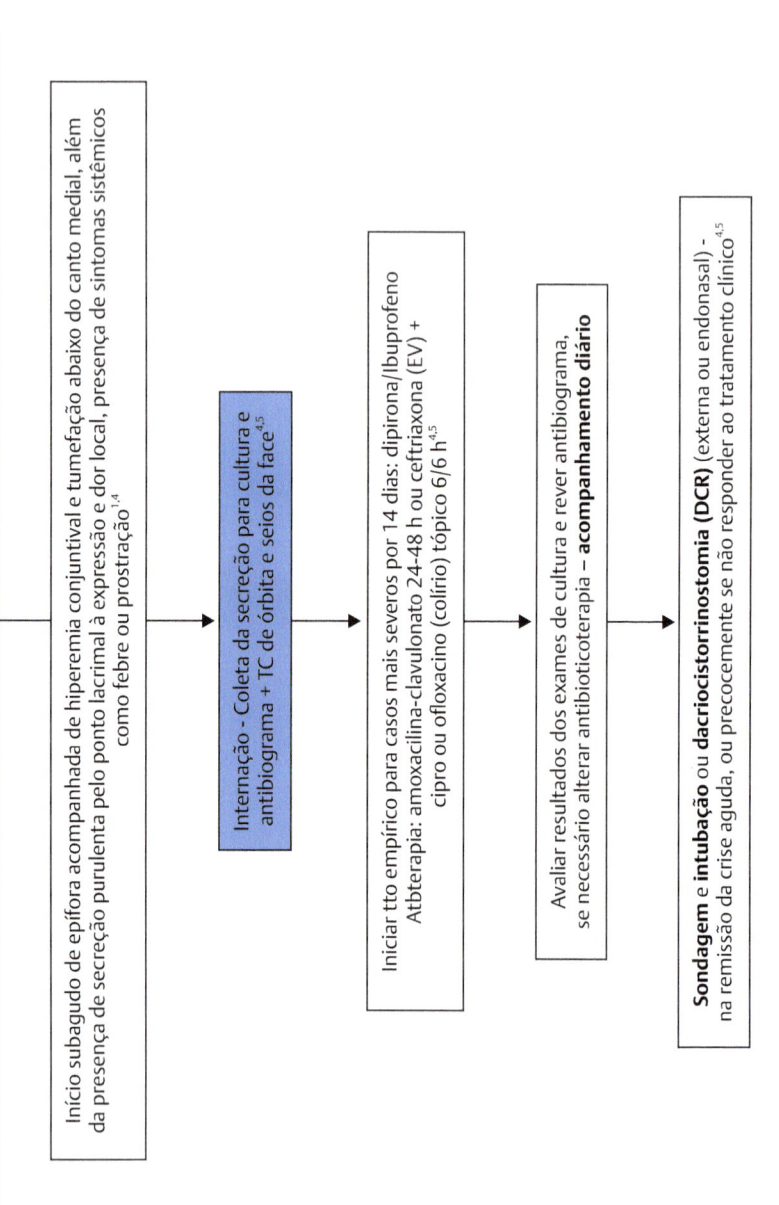

Início subagudo de epífora acompanhada de hiperemia conjuntival e tumefação abaixo do canto medial, além da presença de secreção purulenta pelo ponto lacrimal à expressão e dor local, presença de sintomas sistêmicos como febre ou prostração[1,4]

↓

Internação - Coleta da secreção para cultura e antibiograma + TC de órbita e seios da face[4,5]

↓

Iniciar tto empírico para casos mais severos por 14 dias: dipirona/Ibuprofeno Atbterapia: amoxacilina-clavulonato 24-48 h ou ceftriaxona (EV) + cipro ou ofloxacino (colírio) tópico 6/6 h[4,5]

↓

Avaliar resultados dos exames de cultura e rever antibiograma, se necessário alterar antibioticoterapia – **acompanhamento diário**

↓

Sondagem e **intubação** ou **dacriocistorrinostomia (DCR)** (externa ou endonasal) - na remissão da crise aguda, ou precocemente se não responder ao tratamento clínico[4,5]

REFERÊNCIAS BIBLIOGRÁFICAS

1. Takahashi Y, Kakizaki H, Chan WO, Selva D. Management of congenital nasolacrimal duct obstruction Acta Ophthalmol. 2010 Aug;88(5):506-13.
2. Cavazza S, Laffi GL, Lodi L, Tassinari G, Dall'Olio. Congenital dacryocystocele: diagnosis and treatment. Acta Otorhinolaryngol Ital. 2008 Dec; 28(6):298-301.
3. Schellini SA, Viveiros MMH, Jaqueta E, Padovani CR, Padovani CRP. Obstrução nasolacrimal congênita: fatores relacionados com a possibilidade de cura. Arq BrasOftalmol. São Paulo: Mar./Apr. 2005;68(2).
4. Pinar-Sueiro S, Sota M, Lerchundi TX, Gibelalde A, Berasategui B, Vilar B, Hernandez JL. Dacryocystitis: Systematic Approach to Diagnosis and Therapy. Curr Infect Dis Resp. 2012.
5. Carricondo PC, Lee SHS, Kato JM, de Lima PP, Alves MR. Manual de Condutas em Pronto-Socorro de Oftalmologia da FMUSP. Atheneu. 2022.(29). p. 149-52.
6. Matayoshi S, Forno EA, Moura EM. Manual de Cirurgia Plástica Ocular. São Paulo: Roca. 2004; (19). p. 239-46; (20): 247-54.

OBSTRUÇÃO DE VIA LACRIMAL ADQUIRIDA

Maria Antonieta Ginguerra ▪ Suzana Matayoshi

INTRODUÇÃO

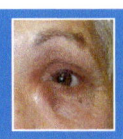

Afecção que mais frequentemente ocorre nos adultos e na maior parte das vezes é de causa idiopática. No entanto, pode haver um processo prévio associado sendo importante a anamnese ativa, o exame ocular em lâmpada de fenda e externo, teste de *Zapia-Milder*, e, se necessário, teste de Jones. Fundamental também é a propedêutica com sondagem e irrigação da via lacrimal. Todos esses testes auxiliam na diferenciação entre a hipersecreção de lágrimas (lacrimejamento) e a obstrução da drenagem (epífora), e consequentemente na elucidação diagnóstica.

🚩 Verificar histórico de cirurgias oculares ou nasais prévias, traumas locais, uso de *'SmartPlugs''*, doenças inflamatórias e cicatriciais oculares, alterações palpebrais, processos alérgicos ou inflamatórios por uso de medicações tópicas (como colírios antiglaucomatosos) cronicamente.
🚩 Alguns tratamentos sistêmicos, como radioiodoterapia (carcinoma de tireoide) e uso de quimioterápicos, como doxacel (para CA de mama), estão relacionados com a obstrução do ducto nasolacrimal e estenose canalicular respectivamente.
🚩 A presença de sangue na lágrima deve chamar atenção para diagnósticos diferenciais de tumores, envolvendo saco ou ducto nasolacrimal. Nesses casos o exame endoscópico e a RM estão indicados para investigação.

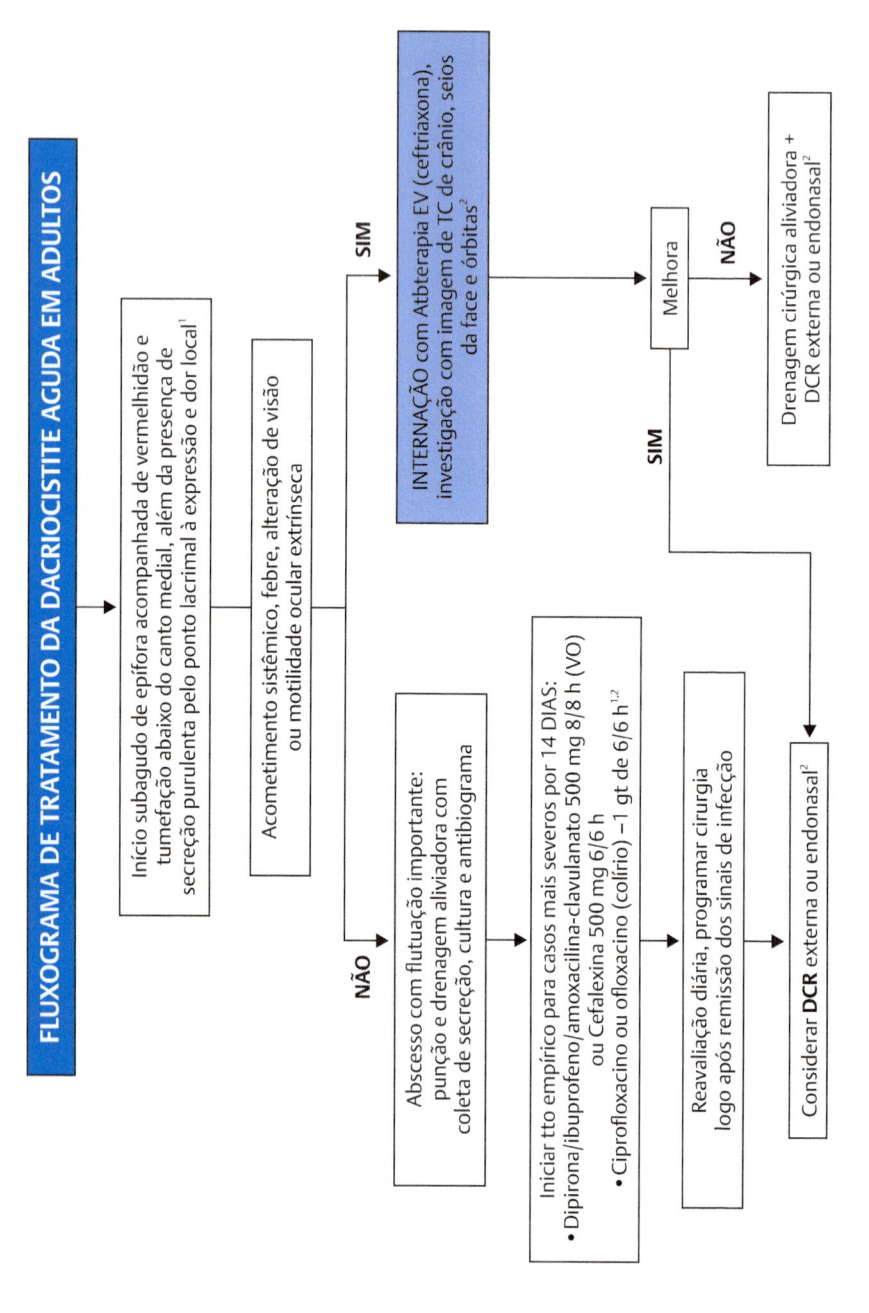

FLUXOGRAMA DE TRATAMENTO DA DACRIOCISTITE AGUDA EM ADULTOS

Início subagudo de epífora acompanhada de vermelhidão e tumefação abaixo do canto medial, além da presença de secreção purulenta pelo ponto lacrimal à expressão e dor local[1]

↓

Acometimento sistêmico, febre, alteração de visão ou motilidade ocular extrínseca

SIM → INTERNAÇÃO com Atbterapia EV (ceftriaxona), investigação com imagem de TC de crânio, seios da face e órbitas[2]

→ Melhora

- **NÃO** → Drenagem cirúrgica aliviadora + DCR externa ou endonasal[2]
- **SIM** → Considerar **DCR** externa ou endonasal[2]

NÃO →

Abscesso com flutuação importante: punção e drenagem aliviadora com coleta de secreção, cultura e antibiograma

↓

Iniciar tto empírico para casos mais severos por 14 DIAS:
- Dipirona/ibuprofeno/amoxacilina-clavulanato 500 mg 8/8 h (VO) ou Cefalexina 500 mg 6/6 h
- Ciprofloxacino ou ofloxacino (colírio) –1 gt de 6/6 h[1,2]

↓

Reavaliação diária, programar cirurgia logo após remissão dos sinais de infecção

↓

Considerar **DCR** externa ou endonasal[2]

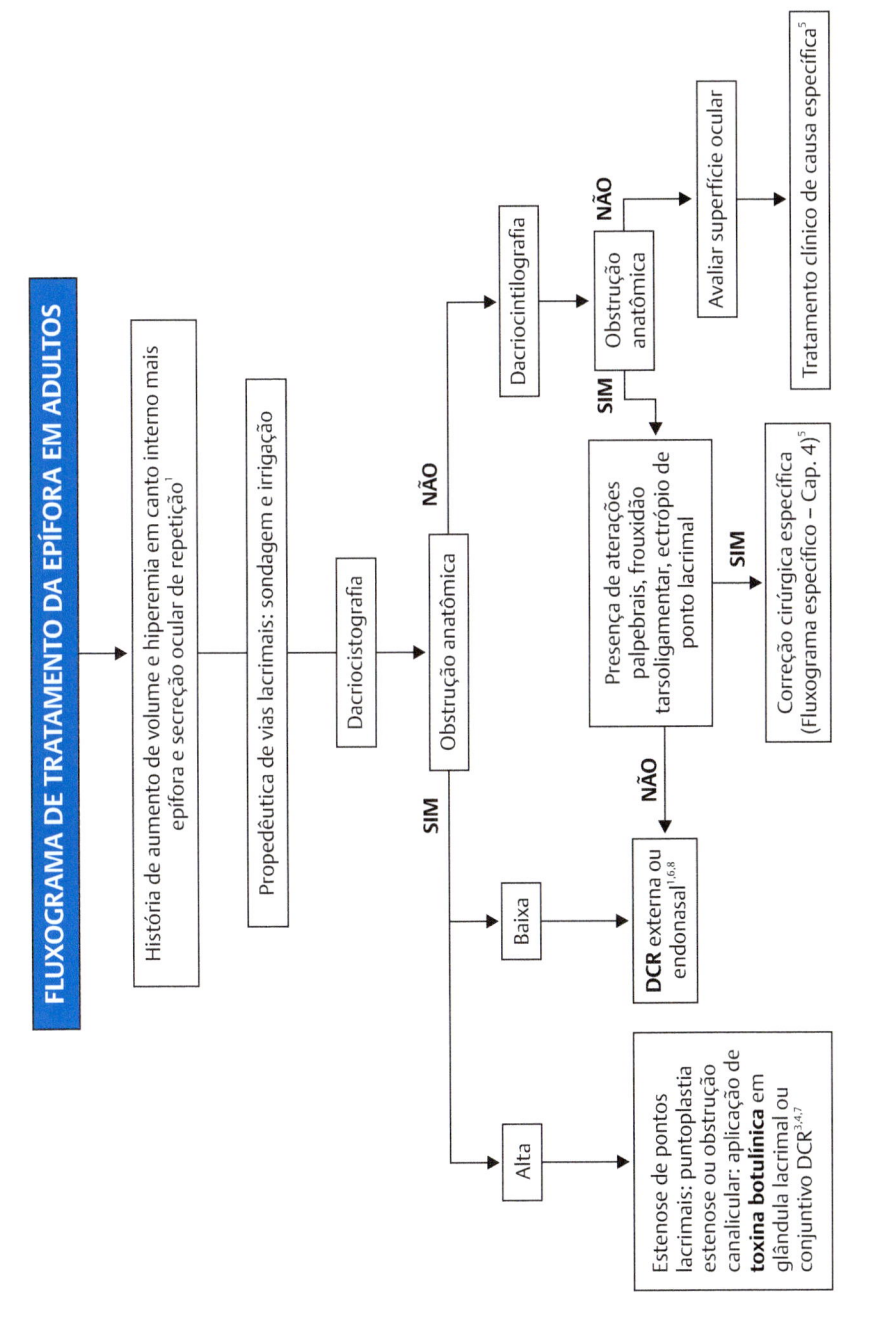

OBSTRUÇÃO DE VIA LACRIMAL ADQUIRIDA

FLUXOGRAMA DE TRATAMENTO DA EPÍFORA EM ADULTOS

História de aumento de volume e hiperemia em canto interno mais epífora e secreção ocular de repetição[1]

↓

Propedêutica de vias lacrimais: sondagem e irrigação

↓

Dacriocistografia

↓

Obstrução anatômica

- **SIM** →
  - **Alta** → Estenose de pontos lacrimais: puntoplastia estenose ou obstrução canalicular: aplicação de **toxina botulínica** em glândula lacrimal ou conjuntivo DCR[3,4,7]
  - **Baixa** → **DCR** externa ou endonasal[1,6,8]

- **NÃO** → Dacriocintilografia → Obstrução anatômica
  - **SIM** → Presença de alterações palpebrais, frouxidão tarsoligamentar, ectrópio de ponto lacrimal
    - **SIM** → Correção cirúrgica específica (Fluxograma específico – Cap. 4)[5]
    - **NÃO** → **DCR** externa ou endonasal[1,6,8]
  - **NÃO** → Avaliar superfície ocular → Tratamento clínico de causa específica[5]

REFERÊNCIAS BIBLIOGRÁFICAS

1. Pinar-Sueiro S, Sota M, Lerchundi TX, Gibelalde A, Berasategui B, Vilar B, et al. Dacryocystitis: Systematic Approach to Diagnosis and Therapy. Curr Infect Dis Resp. 2012.
2. Carricondo PC, Lee SHS, Kato JM, de Lima PP, Alves MR. Manual de Condutas em Pronto-Socorro de Oftalmologia da FMUSP. Atheneu. 2022.(29). p. 149-52.
3. Ziahosseini K, Al-Abbadi Z and Malhotra R. Botulinum toxin injection for the treatment of epiphora in lacrimal outflow obstruction. Eye(Lond). 2015 May; 29(5): 656-61.
4. Matayoshi S, Forno EA, Moura EM. Manual de Cirurgia Plástica Ocular. São Paulo: Roca; 2004. (22). p. 263-70.
5. Vick VL, Holds JB, Hartstein ME, Massry GG. Tarsal strip procedure for the correction of tearing. Ophthal Plast Reconstr Surg. 2004; 20(1): 37-9.
6. Dutton JJ, White JJ. Imaging and clinical evaluation of the lacrimal drainage system. In: Cohen AJ, Mercandetti M, Brazzo BG (Eds.). The Lacrimal System- Diagnosis, Management and Surgery. New York, NY, USA: Springer Verlag. 2006. p. 74-95.
7. Khoubian JF, Kikkawa DO, Gonnering RS. Trephination and silicone stent intubation for the treatment of canalicular obstruction: effect of the level of obstruction. Ophthalmic Plast Reconstr Surg. 2006;22(4):248-52.
8. Meireles MN, Viveiros MM, Meneghin RL, Galindo-Ferreiro A, Marques ME, Schellini SA. Dacryocystorhinostomy as a treatment of chronic dacryocystitis in the elderly. Orbit. 2017;36(6):419-21.

CANALICULITE

Maria Antonieta Ginguerra ▪ Suzana Matayoshi

INTRODUÇÃO

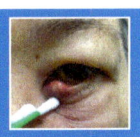

A canaliculite é uma infecção localizada dentro do canalículo que pode ser causada por uma variedade de microrganismos, sendo mais comumente relacionada com o patógeno Gram-positivo, *Actinomyces Israelii*.

Os sintomas podem ser discretos e dificultar o diagnóstico clínico. Em alguns casos, podem-se visibilizar hiperemia em região do ponto lacrimal e dilatação do ponto lacrimal associado à presença de secreção e dacriolitos. Eventualmente o paciente pode referir episódios de hiperemia ocular ou conjuntivite de forma recidivante.

A expressão local com cotonete é um teste diagnóstico, e a saída de secreção ou dacriolitos confirma a canaliculite.

🚩 Avaliar histórico de inserção de *"Smart plugs"*, evitando sondagem e irrigação nesta situação para que não se desloque da sua posição, dificultando a resolução da obstrução na via lacrimal.
🚩 Não se deve fazer a propedêutica de via lacrimal na vigência de processo inflamatório ou infeccioso agudo, de forma geral.

FLUXOGRAMA DO TRATAMENTO DA CANALICULITE

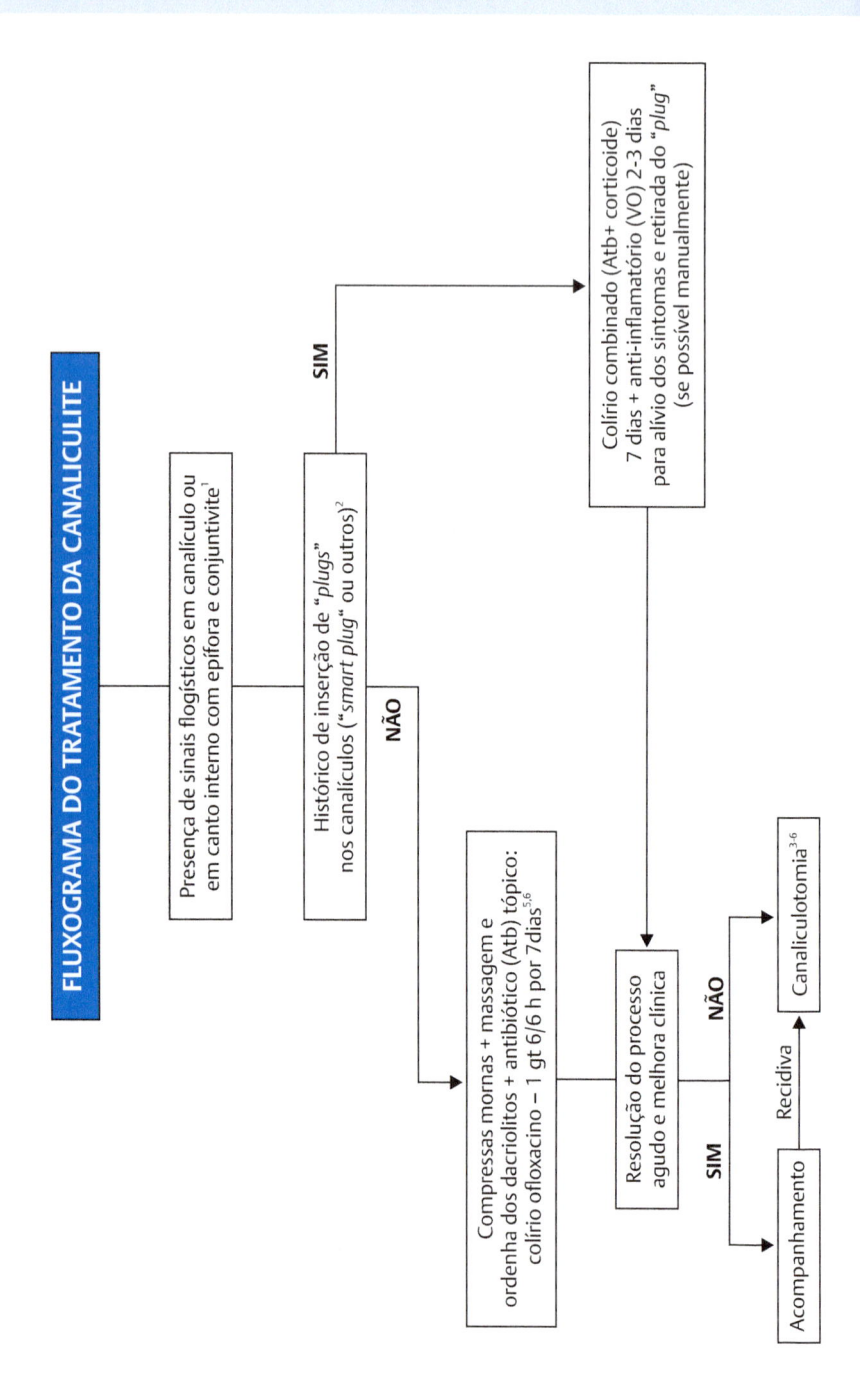

Presença de sinais flogísticos em canalículo ou em canto interno com epífora e conjuntivite[1]

↓

Histórico de inserção de "*plugs*" nos canalículos ("*smart plug*" ou outros)[2]

SIM → Colírio combinado (Atb+ corticoide) 7 dias + anti-inflamatório (VO) 2-3 dias para alívio dos sintomas e retirada do "*plug*" (se possível manualmente)

NÃO → Compressas mornas + massagem e ordenha dos dacriolitos + antibiótico (Atb) tópico: colírio ofloxacino – 1 gt 6/6 h por 7dias[5,6]

↓

Resolução do processo agudo e melhora clínica

- **SIM** → Acompanhamento
- **NÃO** → Canaliculotomia[3-6]

Recidiva → Canaliculotomia[3-6]

REFERÊNCIAS BIBLIOGRÁFICAS
1. Singh M, Gautam N, Agarwal A, Kaur M. Primary lacrimal canaliculitis - a clinical entity often misdiagnosed. J Curr Ophthalmol. 2017;30(1):87-90.
2. Huang YY, Yu WK, Tsai CC, Kao SC, Kau HC, Liu CJ. Clinical features, microbiological profiles and treatment outcome of lacrimal plug-related canaliculitis compared with those of primary canaliculitis. Br J Ophthalmol. 2016;100(9):1285-9.
3. Korn B, Kikkawa D. Video Atlas of Oculofacial Plastic and Reconstructive Surgery. 2. ed. 2017;(61). p. 433-6.
4. Anand S, Hollingworth K, Kumar V, Sandramouli S. Canaliculitis: the incidence of long-term epiphora following canaliculotomy. Orbit. 2004;23(1):19-26.
5. Repp DJ, Burkat CN, Lucarelli MJ. Lacrimal excretory system concretions: canalicular and lacrimal sac. Ophthalmology. 2009;116(11):2230-5.
6. BCSC Orbit, Eyelids, and Lacrimal System. Section 7. American Academy of Ophthalmology. The eye M.D. Association. 2020-2021; (15): 313.

HEMANGIOMA INFANTIL

Maria Antonieta Ginguerra ▪ Suzana Matayoshi

INTRODUÇÃO

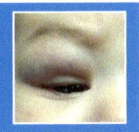

Tumor vascular benigno mais comum na infância: 10% das crianças por volta de 1 ano.

Curso clínico bem delimitado: surgimento por volta de 2-3 semanas de vida, fase proliferativa rápida até 1 ano de vida, podendo se estender até os 18 meses, fase involucional lenta, terminando por volta dos 7-9 anos.

A investigação com exames de imagem: USG Doppler e RM de crânio e órbitas deve ser realizada sempre que possível para confirmação diagnóstica. Para lesões segmentadas em face, lembrar de investigar PHACE(S) síndrome, que pode se apresentar com malformação de fossa posterior cerebral, hemangioma facial, anomalias arteriocerebrais, cardiovasculares e oculares: colobomas, microftalmia, alterações do disco óptico, como *Morning Glory*, hipoplasia de nervo óptico e estafiloma peripapilar, e, ainda, possibilidade de Malformação óssea de Esterno.

🚩 Diagnóstico diferencial deve ser feito, caso a história ou evolução da doença for atípica, com malformações A-V, linfangiomas ou processos orbitários frequentes na infância, como celulite ou rabdomiossarcoma entre outros.
🚩 Indicações de tratamento:
  ▶ Oclusão direta do eixo visual ou astigmatismo, pela ptose mecânica, para evitar ambliopia por anisometropia ou de privação (40%-60%) e ainda desfiguramento estético.
  ▶ Envolvimento orbitário: estrabismo, proptose, ceratopatia de exposição e neuropatia óptica compressiva.
🚩 Tanto a introdução, quanto a retirada do propranolol devem ser feitas de forma gradual; durante todo o tratamento há necessidade de acompanhamento cardiopediátrico.

FLUXOGRAMA NA CONDUTA DO HEMANGIOMA INFANTIL

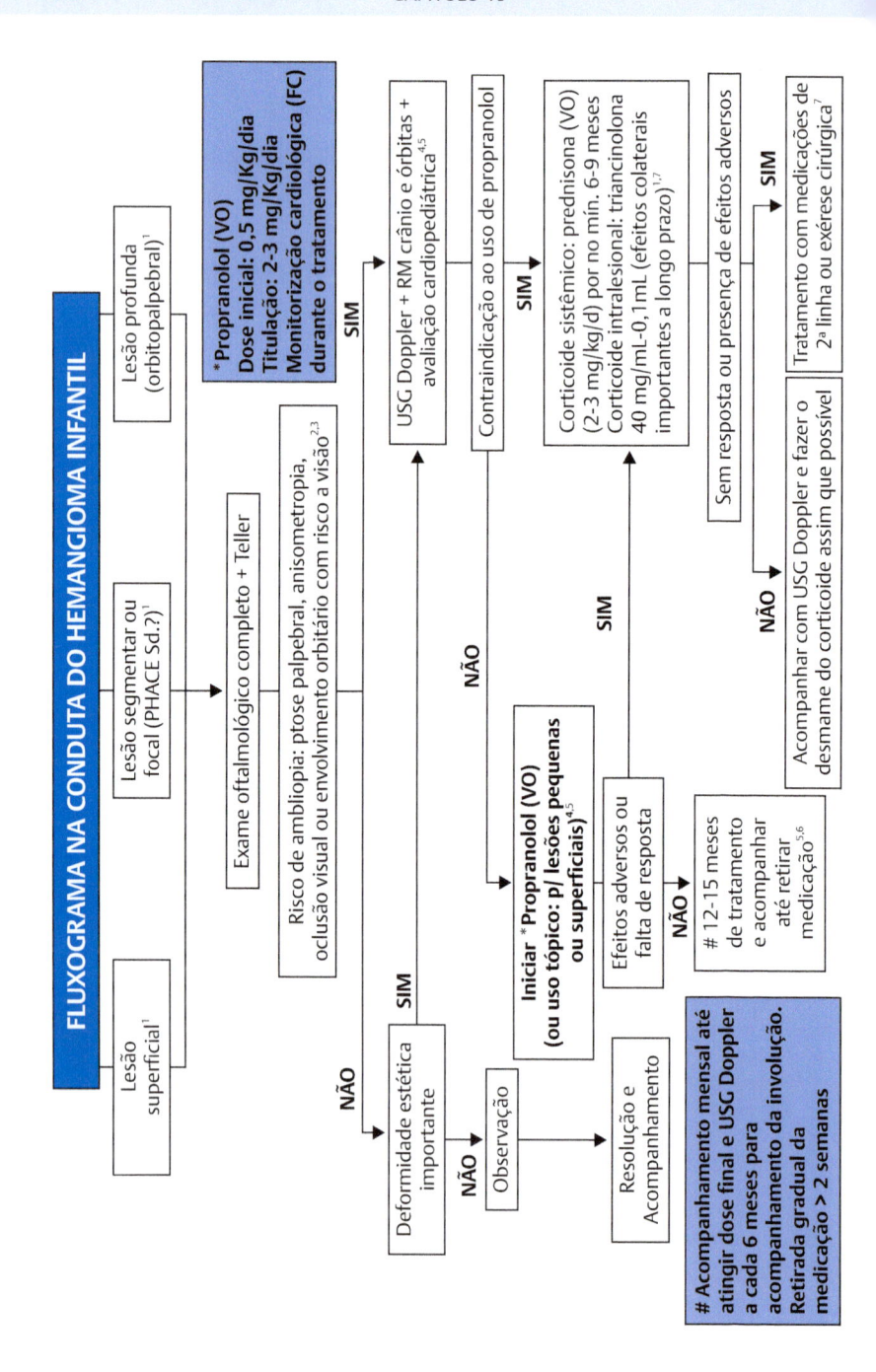

Tipos de lesão:
- Lesão superficial[1]
- Lesão segmentar ou focal (PHACE Sd.?)[1]
- Lesão profunda (orbitopalpebral)[1]

Lesão segmentar/focal ou profunda → Exame oftalmológico completo + Teller

- Risco de ambliopia: ptose palpebral, anisometropia, oclusão visual ou envolvimento orbitário com risco à visão[2,3]

SIM → USG Doppler + RM crânio e órbitas + avaliação cardiopediátrica[4,5]

→ Contraindicação ao uso de propranolol

- **NÃO → *Propranolol (VO)**
  - Dose inicial: 0,5 mg/Kg/dia
  - Titulação: 2-3 mg/Kg/dia
  - Monitorização cardiológica (FC) durante o tratamento

- **SIM →** Corticoide sistêmico: prednisona (VO) (2-3 mg/kg/d) por no mín. 6-9 meses
  Corticoide intralesional: triancinolona 40 mg/mL-0,1mL (efeitos colaterais importantes a longo prazo)[1,7]

  - Sem resposta ou presença de efeitos adversos
    - **SIM →** Tratamento com medicações de 2ª linha ou exérese cirúrgica[7]
    - **NÃO →** Acompanhar com USG Doppler e fazer o desmame do corticoide assim que possível

---

Lesão superficial:

- Deformidade estética importante
  - **NÃO →** Observação → Resolução e Acompanhamento
  - **SIM →** Iniciar *Propranolol (VO) (ou uso tópico: p/ lesões pequenas ou superficiais)[4,5]
    - Efeitos adversos ou falta de resposta
      - **SIM →** (retorna a USG Doppler + RM...)
      - **NÃO →** #12-15 meses de tratamento e acompanhar até retirar medicação[5,6]

 # Acompanhamento mensal até atingir dose final e USG Doppler a cada 6 meses para acompanhamento da involução. Retirada gradual da medicação > 2 semanas

REFERÊNCIAS BIBLIOGRÁFICAS
1. Ceisler EJ, Santos L, Blei F. Periocular Hemangiomas: What Every Physician Should Know. Pediatr Dermatology. 2004;21(1):1-9.
2. Darrow DH, Greene A, Mancini AJ, Nopper AJ. Diagnosis and Management of Infantile Hemangioma: Executive Summary. Pediatrics: 2015;136(4).
3. Fabian ID, Ben-Zion I, Samuel C, Spierer A. Reduction in astigmatism using propranolol as first-line therapy for periocular capillary hemangioma. Am J Ophthalmol. 2011;151:53-8.
4. Dhaybi RA, Superstein R, Milet A, Powell J, Dubois J, McCuaig C, et al. Treatment of Periocular Infantile Hemangiomas with Propranolol: Case Series of 18 Children. Ophthalmology. 2011;118:1184-8.
5. Ginguerra MA, Saito O, Fernandes JB, Castro DS, Matayoshi S. Clinical and radiological evaluation of periocular infantile hemangioma treated with oral propranolol: a case series. Am J Ophthalmol. 2018;185:48-55.
6. Cornish KS, Reddy AR. The use of propranolol in the management of periocular capillary haemangioma- a Systematic Review. Eye. 2011:1-7.
7. Fay A, Nguyen J, Waner M. Conceptual Approach to the Management of Infantile Hemangiomas. J Pediatr. 2010;157(6):881-8.

OLHO CEGO DOLOROSO

Maria Antonieta Ginguerra ▪ Suzana Matayoshi
José Byron V. D. Fernandes

INTRODUÇÃO

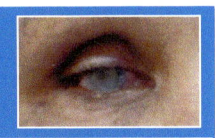

Cegueira tem definição pela OMS, "Uma pessoa é considerada cega se corresponde a um dos critérios seguintes: a visão corrigida do melhor dos seus olhos é de 20/200 ou menos, isto é, se ela pode ver a 20 pés (6 metros) o que uma pessoa de visão normal pode ver a 200 pés (60 metros), ou se o diâmetro mais largo do seu campo visual subentende um arco não maior de 20°, ainda que sua acuidade visual nesse estreito campo possa ser superior a 20/200."

As causas mais comuns de olho cego mono ou binocular são doenças, como o glaucoma, distúrbios infecciosos intraoculares (p. ex.: toxoplasmose), disfunções da córnea ou retina, tumores intraoculares, ambliopia e traumas oculares.

🚩 Evitar ao máximo retirar cirurgicamente o olho cego, verificar alternativas.
🚩 Explicar para paciente ou responsável sobre o procedimento cirúrgico no caso de evisceração ou enucleação. Termo de consentimento assinado se for necessária a cirurgia para retirada do olho comprometido.
🚩 Atenção à lateralidade do olho comprometido no peri e intraoperatório.

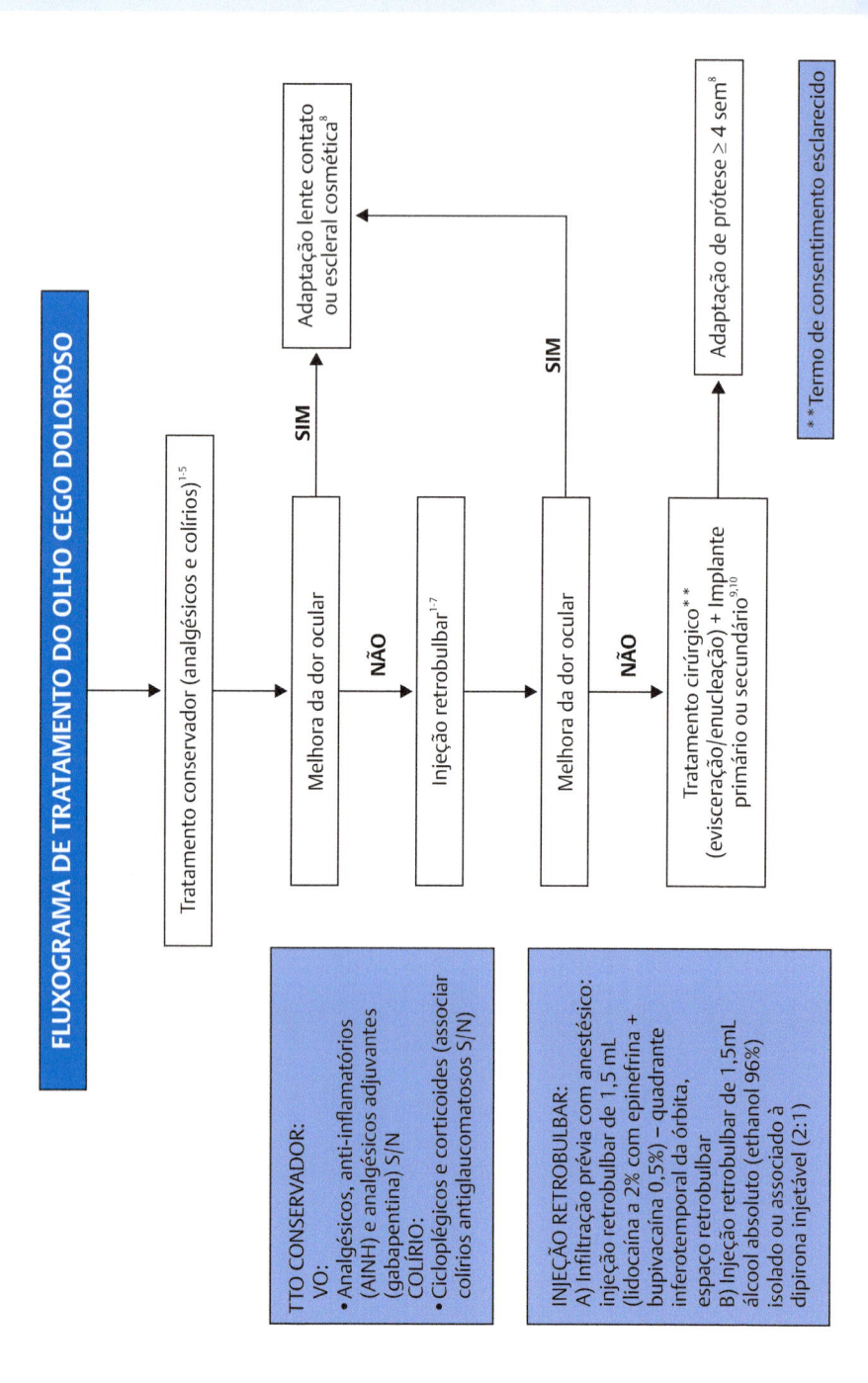

FLUXOGRAMA DE TRATAMENTO DO OLHO CEGO DOLOROSO

```
Tratamento conservador (analgésicos e colírios)[1-5]
         │
         ▼
   Melhora da dor ocular ──SIM──► Adaptação lente contato
         │                         ou escleral cosmética[8]
        NÃO
         ▼
   Injeção retrobulbar[1-7]
         │
         ▼
   Melhora da dor ocular ──SIM──► (Adaptação lente contato
         │                          ou escleral cosmética[8])
        NÃO
         ▼
   Tratamento cirúrgico**
   (evisceração/enucleação) + Implante
   primário ou secundário[9,10]
         │
         ▼
   Adaptação de prótese ≥ 4 sem[8]
```

TTO CONSERVADOR:
VO:
- Analgésicos, anti-inflamatórios (AINH) e analgésicos adjuvantes (gabapentina) S/N

COLÍRIO:
- Cicloplégicos e corticoides (associar colírios antiglaucomatosos S/N)

INJEÇÃO RETROBULBAR:
A) Infiltração prévia com anestésico: injeção retrobulbar de 1,5 mL (lidocaína a 2% com epinefrina + bupivacaína 0,5%) – quadrante inferotemporal da órbita, espaço retrobulbar
B) Injeção retrobulbar de 1,5mL álcool absoluto (ethanol 96%) isolado ou associado à dipirona injetável (2:1)

**Termo de consentimento esclarecido

REFERÊNCIAS BIBLIOGRÁFICAS
1. Ahluwalia MA, Vold SD. Managing the Blind, Painful Eye [dissertation on the Internet]. Glaucoma Today. 2013 [cited 2022, April 4] Available from: https://glaucomatoday.com/articles/2013-july-aug/managing-the-blind-painful-eye.
2. Chen TC, Ahn Yuen SJ, Sangalang MA, Fernando RE, Leuenberger EU. Retrobulbar chlorpromazine injections for the management of blind and seeing painful eyes. J Glaucoma. 2002;11:209-13.
3. Merbs SL. Management of a blind painful eye. Ophthalmol Clin North Am. 2006;19:287-92.
4. Jacobs DS. Diagnosis and Treatment of Ocular Pain: the Ophthalmologist's Perspective. Curr Ophthalmol. Rep. 2017;5:271-5.
5. Kavalieratos C-S, Dimou T. Gabapentin Therapy for Painful, Blind Glaucomatous Eye: Case Report. Pain Med. 2008;9: 377-8.
6. Schalenbourg A, Hemmerdinger C, Rana M, Khurshid GS, Damato B. Effective temporary analgesia for severe painful blind eye. Int Ophthalmol.2009;29:323-4.
7. Galindo-Ferreiro A, Akaishi P, Cruz A, Khandekar R, Al Dosairi S, Dufaileej M, et al. Retrobulbar Injections for Blind Painful Eyes: A Comparative Study of Retrobulbar Alcohol Versus Chlorpromazine.J Glaucoma. 2016 Nov; 25(11):886-90.
8. Johnston J. Ocular and Scleral Shell Prostheses. In: Cohen AJ, Burkat CN. Oculofacial, Orbital, and Lacrimal Surgery. 1. ed. Springer. 2019. p.731-4.
9. Jackson C, Liou VD. Contracted Socket [article on the Internet]. American Academy of Ophthalmology. 2021 November 17; [cited 2022, April 4]. Available from: https://eyewiki.aao.org/Contracted_Socket.
10. Nair AG, Goel S, Burkat CN. Evisceration and Enucleation. In: Cohen AJ, Burkat CN. Oculofacial, Orbital, and Lacrimal Surgery. 1. ed. Springer. 2019. p.651-63.

CAVIDADE ANOFTÁLMICA

Maria Antonieta Ginguerra ▪ Suzana Matayoshi
José Byron V. D. Fernandes

INTRODUÇÃO

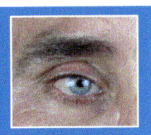

Cavidade anoftálmica é a cavidade orbitária sem o globo ocular. Causas mais frequentes são traumas perioculares severos ou cirurgias de evisceração/enucleação ou exenteração.

Evisceração
- Remoção de todo o conteúdo intraocular, mantendo esclera, mm. extraoculares e nervo óptico intactos (a córnea pode ou não ser mantida).
- Indicações: trauma ocular extenso e irreparável, olho cego doloroso ou inestético, endoftalmites intratáveis.

Enucleação
- Remoção do globo ocular como um todo, incluindo nervo óptico (mantendo mm. extraoculares, tenon e conjuntiva).
- Indicações: diagnóstico ou suspeita de tumor ocular (p. ex.: retinoblastoma, melanoma coroide) + afecções intraoculares desconhecidas, *phitisis bulbi* importante.

Exenteração
- Remoção de todo conteúdo orbitário e anexos oculares.
- Indicações: neoplasias primárias da órbita ou intraoculares, de pálpebra e conjuntiva – processos extensos com invasão orbitária.

> ⚑ Termo de consentimento assinado pelo paciente ou responsável para retirada cirúrgica do olho comprometido.

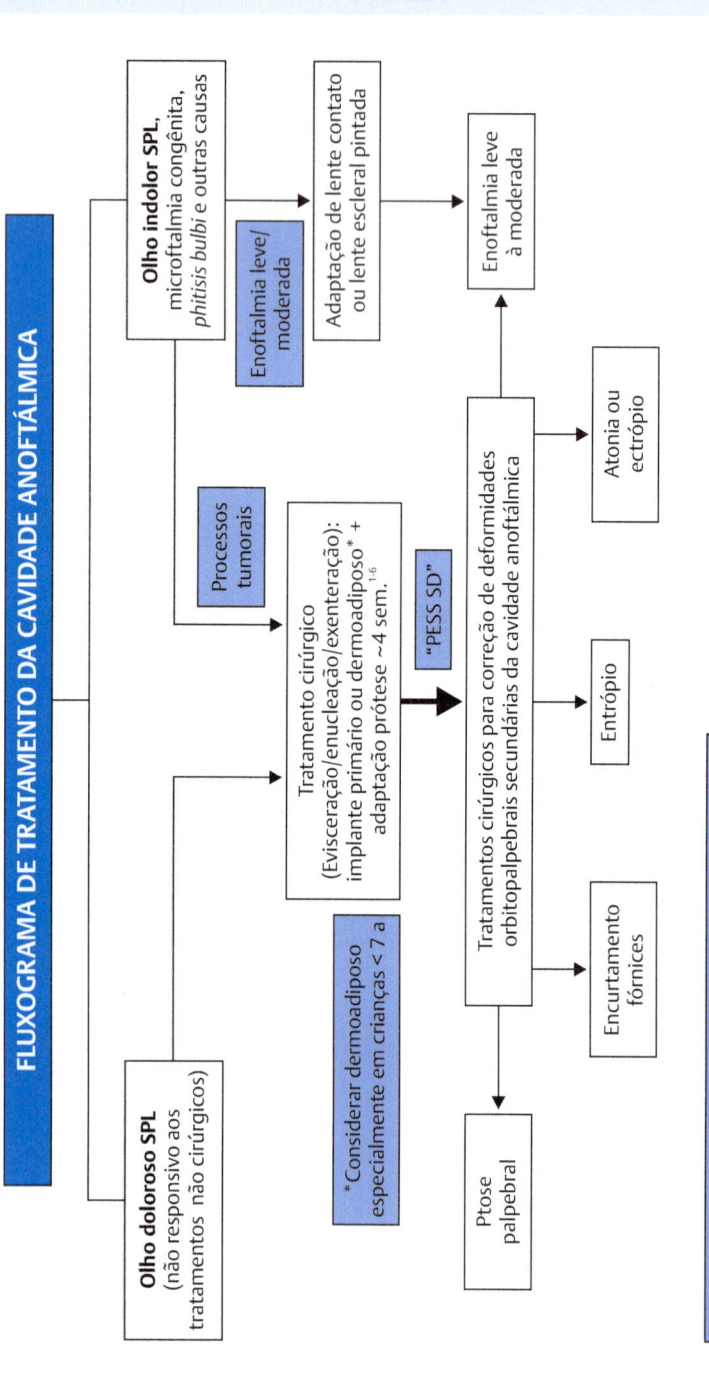

FLUXOGRAMA DE TRATAMENTO DA CAVIDADE ANOFTÁLMICA

- **Olho doloroso SPL** (não responsivo aos tratamentos não cirúrgicos)

- **Olho indolor SPL**, microftalmia congênita, *phitisis bulbi* e outras causas
  - Enoftalmia leve/moderada → Adaptação de lente contato ou lente escleral pintada → Enoftalmia leve à moderada

- Processos tumorais

Tratamento cirúrgico (Evisceração/enucleação/exenteração): implante primário ou dermoadiposo* + adaptação prótese ~4 sem.[1-6]

→ **"PESS SD"** → Tratamentos cirúrgicos para correção de deformidades orbitopalpebrais secundárias da cavidade anoftálmica
  - Atonia ou ectrópio
  - Entrópio
  - Encurtamento fórnices
  - Ptose palpebral

*Considerar dermoadiposo especialmente em crianças < 7 a

"PESS SD." (Síndrome da cavidade pós-enucleada/eviscerada): Deformidades orbitopalpebrais que se instalam a longo prazo (Fluxograma a seguir)

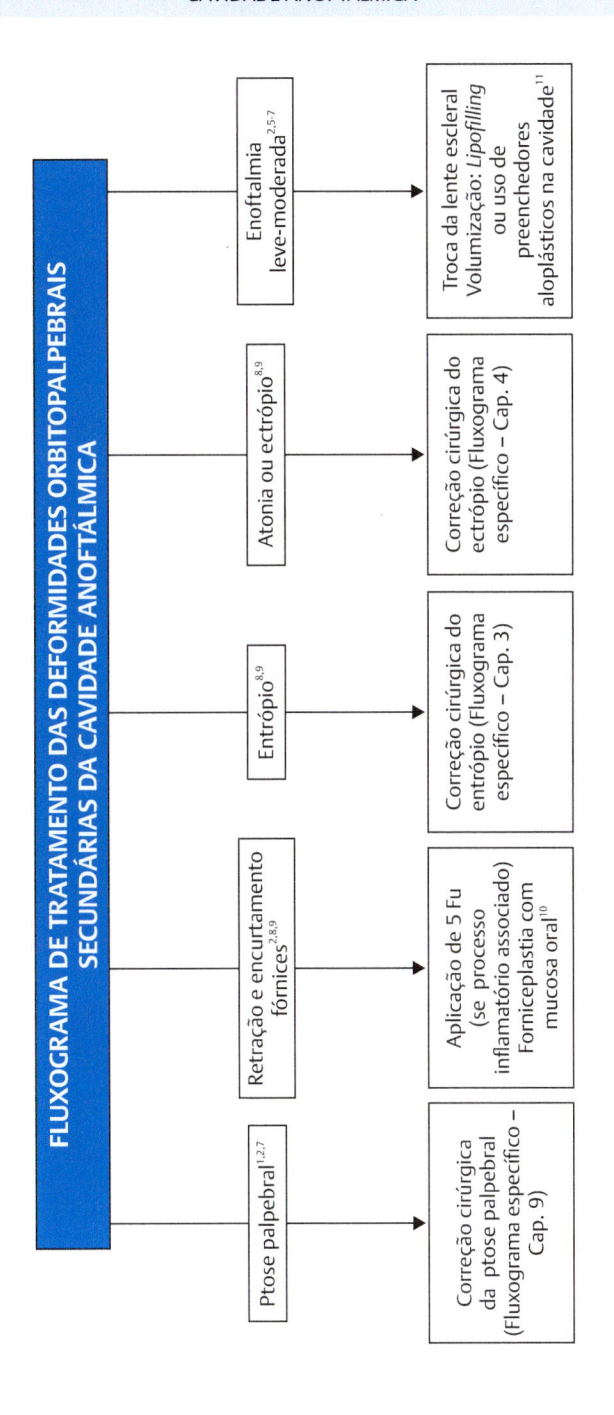

CAVIDADE ANOFTÁLMICA

FLUXOGRAMA DE TRATAMENTO DAS DEFORMIDADES ORBITOPALPEBRAIS SECUNDÁRIAS DA CAVIDADE ANOFTÁLMICA

- **Ptose palpebral**[1,2,7] → Correção cirúrgica da ptose palpebral (Fluxograma específico – Cap. 9)

- **Retração e encurtamento fórnices**[2,8,9] → Aplicação de 5 Fu (se processo inflamatório associado) Forniceplastia com mucosa oral[10]

- **Entrópio**[8,9] → Correção cirúrgica do entrópio (Fluxograma específico – Cap. 3)

- **Atonia ou ectrópio**[8,9] → Correção cirúrgica do ectrópio (Fluxograma específico – Cap. 4)

- **Enoftalmia leve-moderada**[2,5-7] → Troca da lente escleral Volumização: *Lipofilling* ou uso de preenchedores aloplásticos na cavidade[11]

REFERÊNCIAS BIBLIOGRÁFICAS

1. Nair AG, Goel S, Burkat CN. Evisceration and Enucleation. In: Cohen AJ, Burkat CN. Oculofacial, Orbital, and Lacrimal Surgery. 1. ed. Springer. 2019. p. 651-63.
2. Codner MA, McCord CD Jr. A Cavidade Anoftálmica. In: Lessa S (translator). Cirurgia Palpebral e Periorbitária. 2. ed. Rio de Janeiro: DiLivros. 2016. Capítulo 37; p. 1063-76.
3. Burgett RA, Nunery WR. Órbita Anoftálmica. In: Chen, WP. Cirurgia Plástica Oftamológica, Princípios e Prática. Rio de Janeiro: Editora Revinter. 2005. p. 369-86.
4. Quaranta-Leoni FM, Sposato S, Raglione P, Mastromarino A. Dermis-fat graft in children as primary and secondary orbital implant. Ophthalmic Plast Reconstr Surg. 2016;32:214-19.
5. Quaranta-Leoni FM, Fiorino MG, Quaranta-Leoni F, Di Marino. Anophthalmic Socket Syndrome: Prevalence, Impact and Management Strategies. M Clin Ophthalmol. 2021 Aug 6;15:3267-3281.
6. Galindo-Ferreiro A, Khandekar R, Hassan SA, Al-Hammad F, Al-Subaie H, Artioli SS. Dermis-fat graft for anophthalmic socket reconstruction: indications and outcomes. Arq Bras Oftalmol. 2018;81:366-70.
7. Fernandes JBVD. Cavidade Anoftálmica. In: Matayoshi S, Forno EA, Moura EM. Editores. Manual de cirurgia plástica ocular. São Paulo: Rocal. 2004. p. 287-96.
8. Grover AK, Sawhney A, Bageja S. Surgical Management of the Contracted Socket. In: Cohen AJ, Burkat CN. Oculofacial, Orbital, and Lacrimal Surgery. Springer. 1. ed. 2019. p. 705-22.
9. Tawfik HA, Raslan AO, Talib N. Surgical management of acquired socket contracture. Curr Opin Ophthalmol. 2009:20(5):406-11.
10. Priel A, Oh SR, Whipple KM, Korn BS, Kikkawa DO. Use of antimetabolites in the reconstruction of severe anophthalmic socket contraction. Ophthalmic Plast Reconstr Surg. 2012 Nov-Dec;28(6):409-12.
11. Hardy TG, Joshi N, Kelly MH. Orbital Volume Augmentation with Autologous Micro-Fat Grafts. Ophthalmic Plastic and Reconstructive Surgery. 2007;23(6): 445-9.

INVESTIGAÇÃO DA PROPTOSE

Maria Antonieta Ginguerra ▪ Suzana Matayoshi
Allan C. P. Gonçalves

INTRODUÇÃO

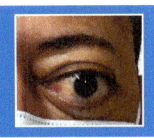

Proptose ocular é definida como a protrusão anormal do bulbo ocular. Este termo é usado frequentemente como sinônimo de exoftalmia, apesar de alguns autores preferirem usar a expressão exoftalmia quando associada à orbitopatia distireoidiana. A proptose é uma das manifestações clínicas mais comuns da doença orbitária e geralmente resulta do aumento do continente orbitário (partes moles) por um processo inflamatório, vascular ou tumoral. Anomalias ou defeitos ósseos que diminuam a cavidade orbitária também podem causar a proptose. A proptose pode ser uni ou bilateral.

A identificação dessa deformidade é clínica e pode estar associada a outros sinais, como alterações da motilidade ocular, da superfície ocular, das pálpebras e tecidos perioculares. O quadro de proptose pode ser associado a um deslocamento do bulbo (distopia ocular) inferior, superior medial ou lateral, sugerindo um efeito de massa extraconal ou axial quando o deslocamento do bulbo segue o eixo orbitário, o que ocorre em lesões intraconais, com aumentos musculares moderadamente simétricos.

- O melhor método de mensuração clínica da proptose é a exoftalmometria de Hertel.
- O melhor exame de imagem para a investigação da proptose é tomografia computadorizada das órbitas.
- São muitas as doenças que cursam com proptose, mas a possibilidade de tumores malignos ou lesões que comprometam a função visual faz com que a investigação diagnóstica deva ser rápida.

FLUXOGRAMA DE INVESTIGAÇÃO DA PROPTOSE

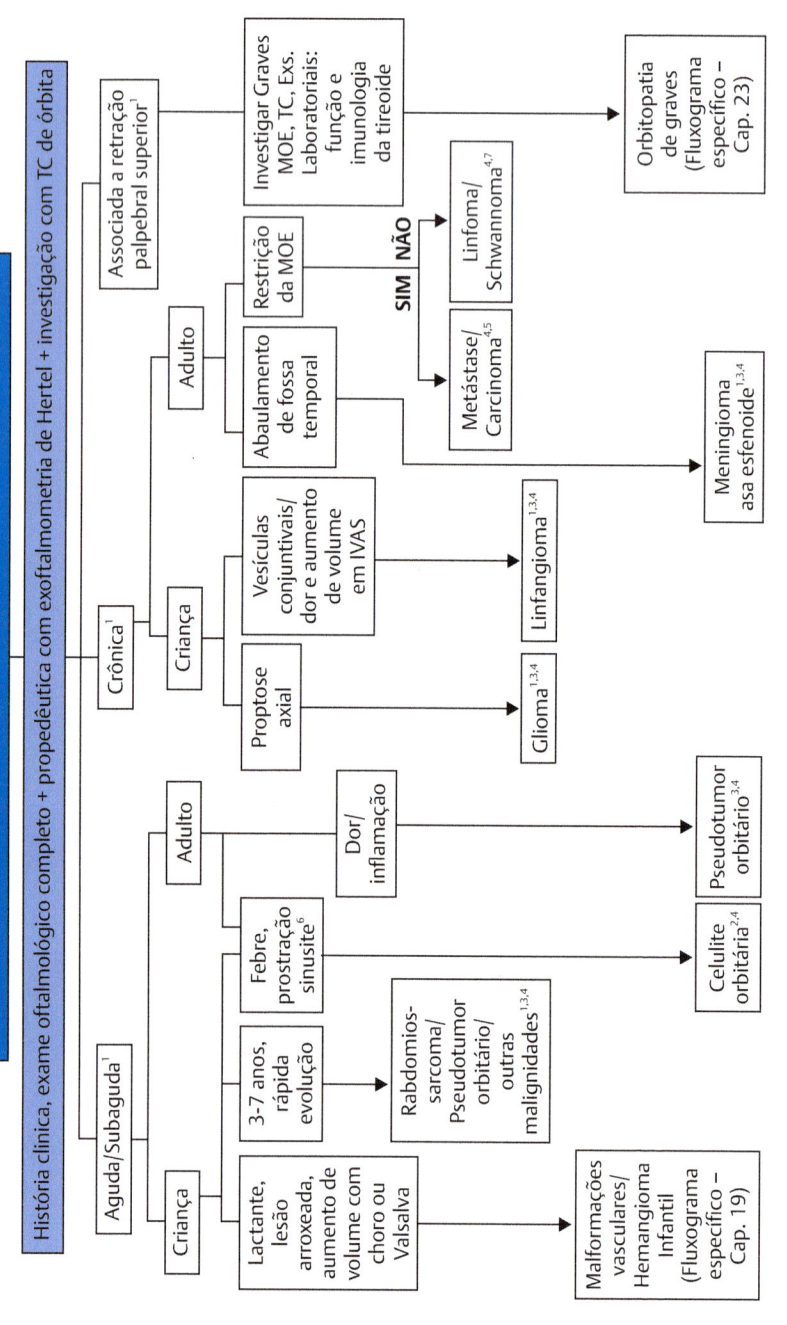

História clínica, exame oftalmológico completo + propedêutica com exoftalmometria de Hertel + investigação com TC de órbita

- **Associada a retração palpebral superior[1]** → Investigar Graves MOE, TC, Exs. Laboratoriais: função e imunologia da tireoide → **Orbitopatia de graves** (Fluxograma específico – Cap. 23)

- **Crônica[1]**
  - **Adulto**
    - Restrição da MOE
      - SIM → Metástase/Carcinoma[4,5]
      - NÃO → Linfoma/Schwannoma[4,7]
    - Abaulamento de fossa temporal → **Meningioma asa esfenoide[1,3,4]**
  - **Criança**
    - Vesículas conjuntivais/dor e aumento de volume em IVAS → Linfangioma[1,3,4]
    - Proptose axial → Glioma[1,3,4]

- **Aguda/Subaguda[1]**
  - **Criança**
    - Lactante, lesão arroxeada, aumento de volume com choro ou Valsalva → **Malformações vasculares/Hemangioma Infantil** (Fluxograma específico – Cap. 19)
    - 3-7 anos, rápida evolução → Rabdomiossarcoma/Pseudotumor orbitário/outras malignidades[1,3,4]
    - Febre, prostração sinusite[6] → **Celulite orbitária[2,4]**
  - **Adulto**
    - Dor/inflamação → **Pseudotumor orbitário[3,4]**

REFERÊNCIAS BIBLIOGRÁFICAS

1. Topilow NJ, Tran AQ, Koo EB, Alabiad CR. Etiologies of Proptosis: A review. Intern Med Rev (Wash D C). 2020 Mar;6(3):10.18103/imr.v6i3.852.
2. Tsirouki T, Dastiridou AI, Ibánez Flores N, Cerpa JC, Moschos MM, Brazitikos P, et al. Orbital cellulitis. Surv Ophthalmol. 2018 Jul-Aug;63(4):534-53.
3. Yeşiltaş YS, Gündüz AK. Idiopathic Orbital Inflammation: Review of Literature and New Advances. Middle East Afr J Ophthalmol. 2018 Apr-Jun;25(2):71-80.
4. BCSC Orbit, Eyelids, and Lacrimal System. American Academy of Ophthalmology. The eye M.D. Association. 2020-2021;(5):71-107.
5. Bonavolontà G, Strianese D, Grassi P, Comune C, Tranfa F, Uccello G, et. al. An analysis of 2,480 space-occupying lesions of the orbit from 1976 to 2011. Ophthalmic Plast Reconstr Surg. 2013;29(2):79-86.
6. Brown SJ, Hardy T, McNab AA. "Silent sinus syndrome" following orbital trauma: a case series and review of the literature. Ophthalmic Plast Reconstr Surg. 2017;33(3):209-12.
7. Olsen TG, Holm F, Mikkelsen LH, Rasmussen PK, Coupland SE, Esmaeli B, et al. Orbital lymphoma—an international multicenter retrospective study. Am J Ophthalmol. 2019;199:44-57.

ORBITOPATIA DE GRAVES

CAPÍTULO 23

Maria Antonieta Ginguerra • Suzana Matayoshi
Allan C. P. Gonçalves

INTRODUÇÃO

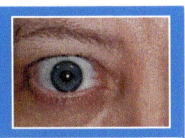

A orbitopatia distireoidiana (TED) ou orbitopatia de graves (OG) é uma doença inflamatória autoimune e autolimitada que ocorre em aproximadamente 50% dos pacientes com doença de Graves. **O sinal clínico mais comum e importante é a retração palpebral** (Sinal de Dalrymple) e a proptose. Outros sinais que podem ser observados são: o *Lid lag* palpebral (Sinal de Von Graeffe), exoftalmia e quemose. É comum o acometimento da musculatura ocular extrínseca principalmente do músculo reto inferior pelo processo inflamatório, levando a seu espessamento, fibrose e restrição da movimentação. A OG apresenta estágios de atividade (fase ativa) e quiescência, necessitando tanto das intervenções medicamentosas, quanto cirúrgicas. Terapia anti-inflamatória com corticoides, drogas imunomoduladoras e radioterapia podem ser indicadas na fase ativa e progressiva da doença, por outro lado, nos casos graves onde a terapia conservadora falha ou há urgência ocular, o tratamento cirúrgico é necessário.

- Dosagens séricas de THS, T3, T4 livre, assim como de anticorpos de receptor de TSH, ajudam nas diretrizes iniciais do tratamento. Tomografia computadorizada (TC) de órbita axial e coronal também é importante para avaliação do acometimento da musculatura ocular extrínseca (MOE) e se há compressão de nervo óptico.
- Na vigência de hipertireoidismo (90% dos pacientes), restabelecer o eutireoidismo faz parte do tratamento da orbitopatia distereoidiana. Podem-se usar inicialmente medicações específicas para tireoide via oral (VO) ou se houver falha no controle, a radioiodoterapia.
- Entre fatores que pioram o prognóstico estão o fumo, idade avançada, diabetes, doença rapidamente progressiva e a presença de mixedema.
- Na neuropatia óptica compressiva e/ou descompensação corneana pela proptose, há necessidade de tratamento urgente com pulsoterapia endovenosa (EV) (prednisolona), ou ainda descompressão orbitária, pois representam ameaça à visão.
- O quadro quiescente da OG com alterações desfigurantes geralmente necessitam de reabilitação cirúrgica cosmético-funcional.

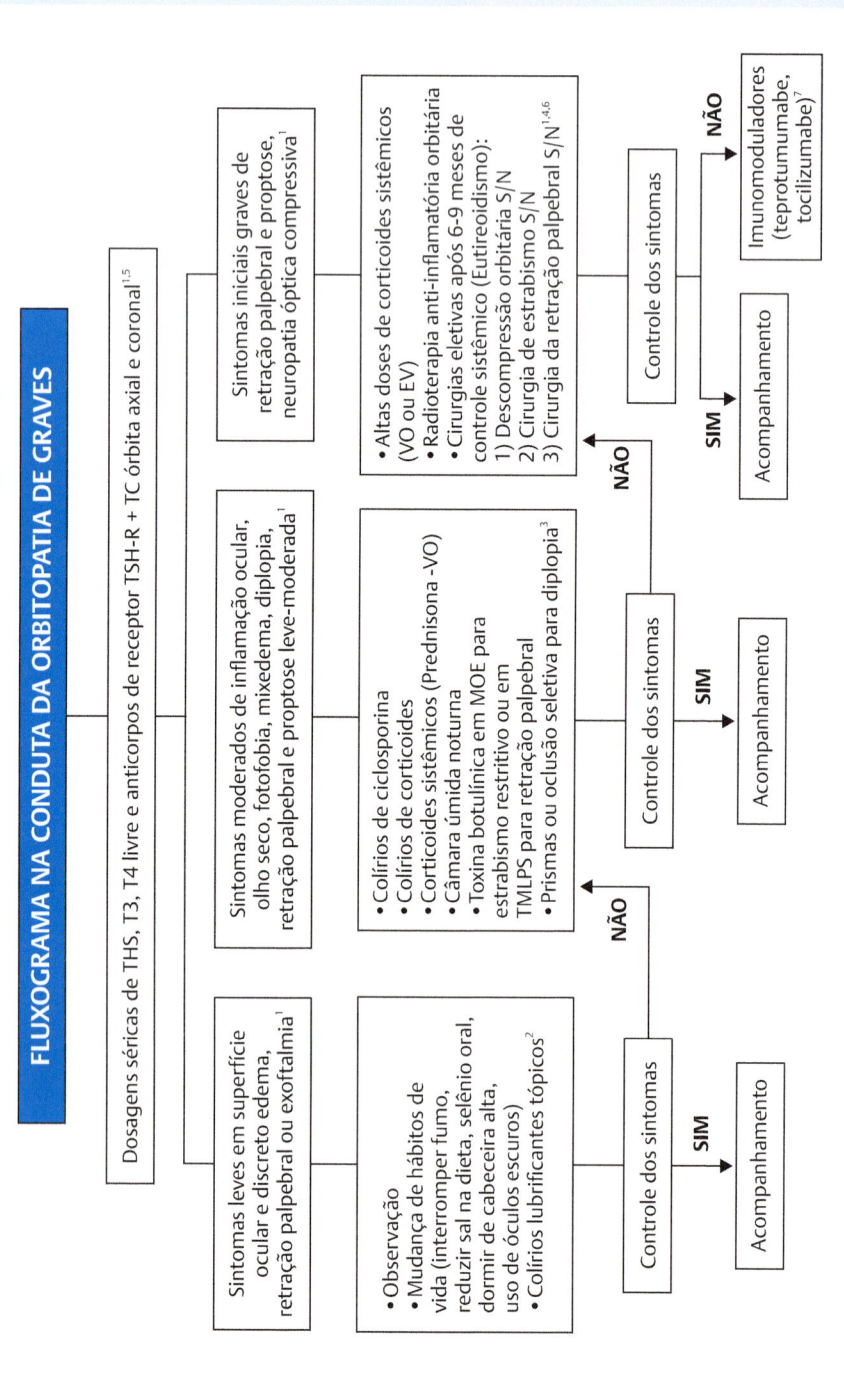

FLUXOGRAMA NA CONDUTA DA ORBITOPATIA DE GRAVES

Dosagens séricas de THS, T3, T4 livre e anticorpos de receptor TSH-R + TC órbita axial e coronal[1,5]

Sintomas leves em superfície ocular e discreto edema, retração palpebral ou exoftalmia[1]

- Observação
- Mudança de hábitos de vida (interromper fumo, reduzir sal na dieta, selênio oral, dormir de cabeceira alta, uso de óculos escuros)
- Colírios lubrificantes tópicos[2]

Controle dos sintomas
- **SIM** → Acompanhamento
- **NÃO** → (segue para próximo nível)

Sintomas moderados de inflamação ocular, olho seco, fotofobia, mixedema, diplopia, retração palpebral e proptose leve-moderada[1]

- Colírios de ciclosporina
- Colírios de corticoides
- Corticoides sistêmicos (Prednisona - VO)
- Câmara úmida noturna
- Toxina botulínica em MOE para estrabismo restritivo ou em TMLPS para retração palpebral
- Prismas ou oclusão seletiva para diplopia[3]

Controle dos sintomas
- **SIM** → Acompanhamento
- **NÃO** → (segue para próximo nível)

Sintomas iniciais graves de retração palpebral e proptose, neuropatia óptica compressiva[1]

- Altas doses de corticoides sistêmicos (VO ou EV)
- Radioterapia anti-inflamatória orbitária
- Cirurgias eletivas após 6-9 meses de controle sistêmico (Eutireoidismo):
  1) Descompressão orbitária S/N
  2) Cirurgia de estrabismo S/N
  3) Cirurgia da retração palpebral S/N[1,4,6]

Controle dos sintomas
- **SIM** → Acompanhamento
- **NÃO** → Imunomoduladores (teprotumumabe, tocilizumabe)[7]

REFERÊNCIAS BIBLIOGRÁFICAS
1. BCSC Orbit, Eyelids, and Lacrimal System. American Academy of Ophthalmology. The eye M.D. Association. 2020-2021;(4):53-62.
2. Lanzolla G, Marinò M, Marcocci C. Selenium in the Treatment of Graves' Hyperthyroidism and Eye Disease. Front Endocrinol (Lausanne). 2021 Jan 26;11:608428.
3. Bartalena L, Kahaly GJ, Baldeschi L, Dayan CM, Eckstein A, Marcocci C, et al. EUGOGO †. The 2021 European Group on Graves' orbitopathy (EUGOGO) clinical practice guidelines for the medical management of Graves' orbitopathy. Eur J Endocrinol. 2021 Aug 27;185(4):G43-G67.
4. Briceño CA, Gupta S, Douglas RS. Advances in the management of thyroid eye disease. Int Ophthalmol Clin. 2013 Summer;53(3):93-101.
5. Srinivasan A, Kleinberg TT, Murchison AP, Bilyk JR. Laboratory investigations for diagnosis of autoimmune and inflammatory periocular disease: Part II. Ophthalmic Plast Reconstr Surg. 2017;33(1):1-8.
6. Chundury RV, Weber AC, Perry JD. Orbital radiation therapy in thyroid eye disease. Ophthalmic Plast Reconstr Surg. 2016;32(2):83-9.
7. Smith TJ, Kahaly GJ, Ezra DG, Fleming JC, Dailey RA, Tang RA, et al. Teprotumumab for thyroid-associated ophthalmopathy. N Engl J Med. 2017;376(18):1748-61.

FRATURA *BLOWOUT* DA ÓRBITA

Maria Antonieta Ginguerra ▪ Suzana Matayoshi
Allan C. P. Gonçalves

INTRODUÇÃO

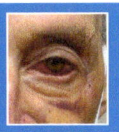

A órbita é muitas vezes acometida por traumas faciais ou craniofaciais. Ela é formada pelos ossos: frontal, zigomático, esfenoide (asa maior e menor), palatino, lacrimal e maxilar. As fraturas orbitárias podem ser **complexas, internas ou externas**. **Complexas** são quando envolvem ossos de estruturas adjacentes, como nasoetmoidais, de teto, orbitozigomáticas ou nas fraturas tipo LeFort 2 e 3. Essas geralmente são decorrentes de traumas maiores.

Podem ser **internas,** decorrentes de mecanismo em *Blowout* como a fratura de assoalho, parede medial ou sua combinação inferomedial. As **externas** são as que envolvem a rima orbitária.

A avaliação oftalmológica se inicia com a história do paciente, tipo de trauma e deve identificar inicialmente se houve danos ao bulbo ocular: presença de lacerações, perfurações, perda de conteúdo ocular, se possível estimar a visão, reflexo pupilar e fundoscopia.

- Alguns sinais e sintomas auxiliam nos diagnósticos das fraturas orbitárias em *Blowout*: hipoestesia na maxila (região inervada pelo n. infraorbital), enfisema palpebral (ar proveniente dos seios etmoidal ou maxilar), enoftalmo, diplopia por restrição da motilidade ocular extrínseca (MOE) são indicativos de provável reparo cirúrgico.
- Tomografia computadorizada localizará a(s) fratura(s) na órbita, assim como sua extensão e comprometimento de anexos perioculares.
- Fraturas orbitárias *Blowout* em crianças apresentam características diferentes decorrentes da estrutura óssea mais elástica. São denominadas *Trapdoor Fractures* (fratura em alçapão), em que a fratura aprisiona o músculo reto, causando estrabismo e reflexo oculocardíaco. Necessitam de correção cirúrgica urgente.

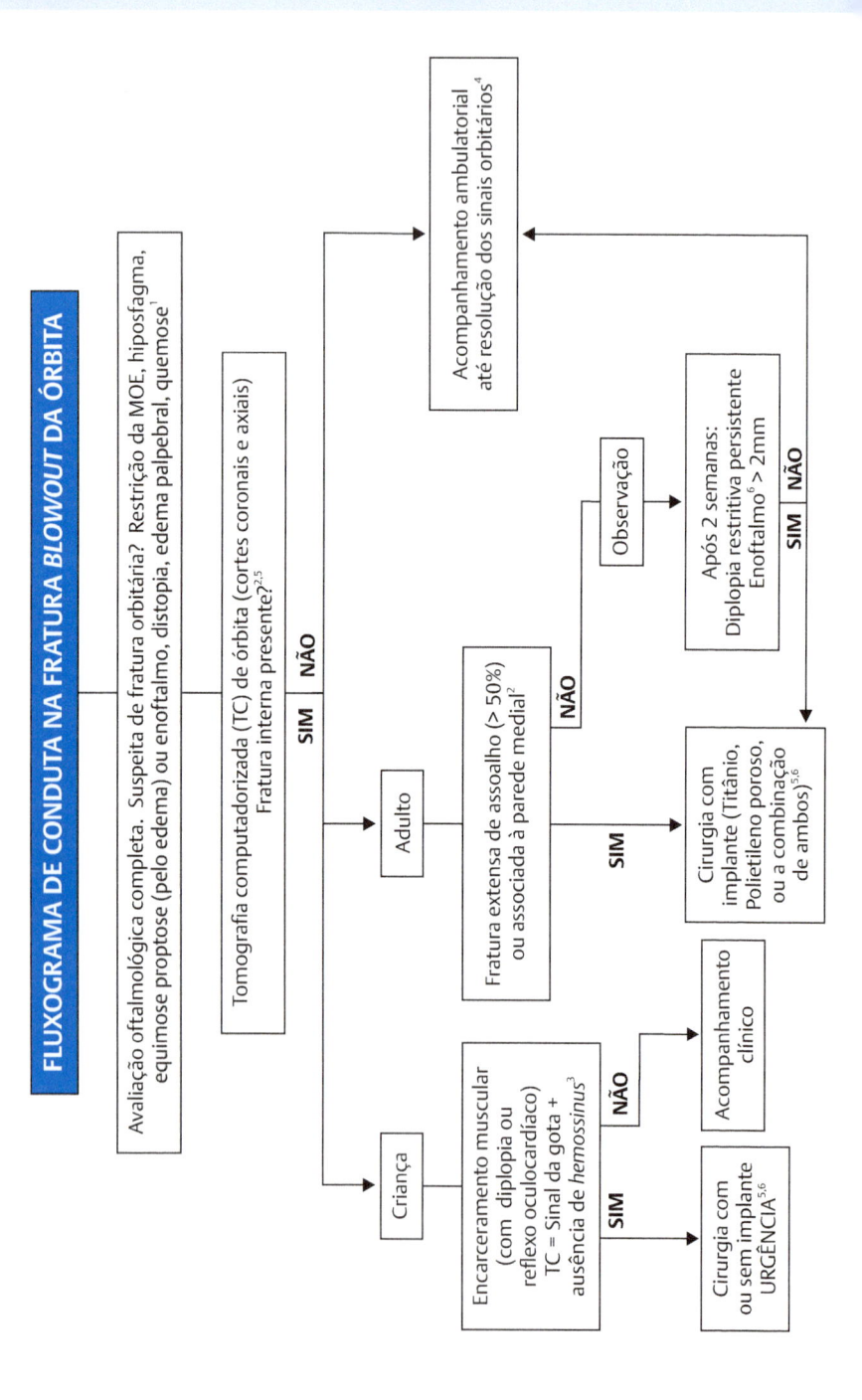

FLUXOGRAMA DE CONDUTA NA FRATURA *BLOWOUT* DA ÓRBITA

Avaliação oftalmológica completa. Suspeita de fratura orbitária? Restrição da MOE, hiposfagma, equimose proptose (pelo edema) ou enoftalmo, distopia, edema palpebral, quemose[1]

↓

Tomografia computadorizada (TC) de órbita (cortes coronais e axiais) Fratura interna presente?[2,5]

SIM | **NÃO**

NÃO → Acompanhamento ambulatorial até resolução dos sinais orbitários[4]

SIM →

- **Criança** → Encarceramento muscular (com diplopia ou reflexo oculocardíaco) TC = Sinal da gota + ausência de *hemossinus*[3]
  - **SIM** → Cirurgia com ou sem implante URGÊNCIA[5,6]
  - **NÃO** → Acompanhamento clínico

- **Adulto** → Fratura extensa de assoalho (> 50%) ou associada à parede medial[2]
  - **SIM** → Cirurgia com implante (Titânio, Polietileno poroso, ou a combinação de ambos)[5,6]
  - **NÃO** → Observação → Após 2 semanas: Diplopia restritiva persistente Enoftalmo[6] > 2mm
    - **SIM** → Cirurgia com implante (Titânio, Polietileno poroso, ou a combinação de ambos)[5,6]
    - **NÃO** → Acompanhamento ambulatorial até resolução dos sinais orbitários[4]

REFERÊNCIAS BIBLIOGRÁFICAS
1. Homer N, Huggins A, Durairaj VD. Contemporary management of orbital blowout fractures. Curr Opin Otolaryngol Head Neck Surg. 2019; 27(4):310-16.
2. Valencia MR, Miyazaki H, Ito M, Nishimura K, Kakizaki H, Takahashi Y. Radiological findings of orbital blowout fractures: a review. Orbit. 2021 Apr;40(2):98-109.
3. Chung SY, Langer PD. Pediatric orbital blowout fractures. Curr Opin Ophthalmol. 2017 Sep;28(5):470-6.
4. Young SM, Kim YD, Kim SW, Jo HB, Lang SS, Cho K, Woo KI. Conservatively Treated Orbital Blowout Fractures: Spontaneous Radiologic Improvement. Ophthalmology. 2018 Jun;125(6):938-44.
5. Kersten RC, Vagefi MR, Bartley GB. Orbital "blowout" fractures: time for a new paradigm. Ophthalmology. 2018;125(6):796-8.
6. BCSC Orbit, Eyelids, and Lacrimal System. Section 7. American Academy of Ophthalmology, The eye M.D. Association. 2020-2021;(6):114-17.

CORPO ESTRANHO INTRAORBITÁRIO

Maria Antonieta Ginguerra ▪ Suzana Matayoshi
Allan C. P. Gonçalves

INTRODUÇÃO

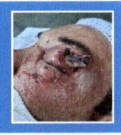

Vários mecanismos podem estar envolvidos nos acidentes que levam à retenção de um corpo estranho nos tecidos perioculares ou orbitários, desde os de alta velocidade com armas ou máquinas industriais, como os de baixa velocidade, domésticos. Esses acidentes ocorrem mais comumente em jovens, e os tipos de corpos estranhos podem ser: metálicos ou não metálicos, orgânicos ou inorgânicos. Avaliação dos reflexos pupilares e visão, assim como o exame de imagem: ultrassonografia (USG), tomografia computadorizada (TC) de crânio e órbitas ajudam a programar o tratamento cirúrgico. A ressonância magnética (RM) deve ser evitada quando há suspeita de corpo estranho intraorbitário (CEIO) metalizado.

- ⚑ Lacerações palpebrais com rotura de septo (visualização de gordura orbitária) devem ter investigação de CEIO.
- ⚑ Inflamação orbitária após histórico de trauma local deve levantar suspeita de corpo estranho intraorbitário.
- ⚑ Em geral, os pacientes não reconhecem a retenção do corpo estranho até apresentarem sintomas, como dor, ptose, restrição de motilidade ocular, celulite, hemorragia ou abscesso local.
- ⚑ Complicações orbitárias estão relacionadas com corpos estranhos do tipo orgânico na maioria dos casos, pois causam inflamação e infecção. No caso de haver penetração intracraniana (mais raramente) a cirurgia é considerada uma emergência.

FLUXOGRAMA DE CONDUTA NO CORPO ESTRANHO INTRAORBITÁRIO (CEIO)

Avaliação completa multidisciplinar S/N (história, exame oftalmológico completo, USG, TC crânio e órbita (exame de escolha) ou RM (se não houver suspeita de metal) Tomografia pode não evidenciar CEIO orgânico: na suspeita, avaliar se há presença de enfisema[1,2]

Antibiótico largo espectro (incluindo anaeróbicos) + antifúngico + profilaxia antitetânica

- Orgânico[4] → **SIM** → Remoção cirúrgica
- Inorgânico[3,5]
  - Complicações orbitárias → **SIM** → Remoção cirúrgica
    - **NÃO** → Localização anterior[6] → **SIM** → Discutir riscos com paciente
      - **SIM** → Remoção cirúrgica
      - **NÃO** → Observação
    - **NÃO** → Localização posterior → **SIM** → Observação

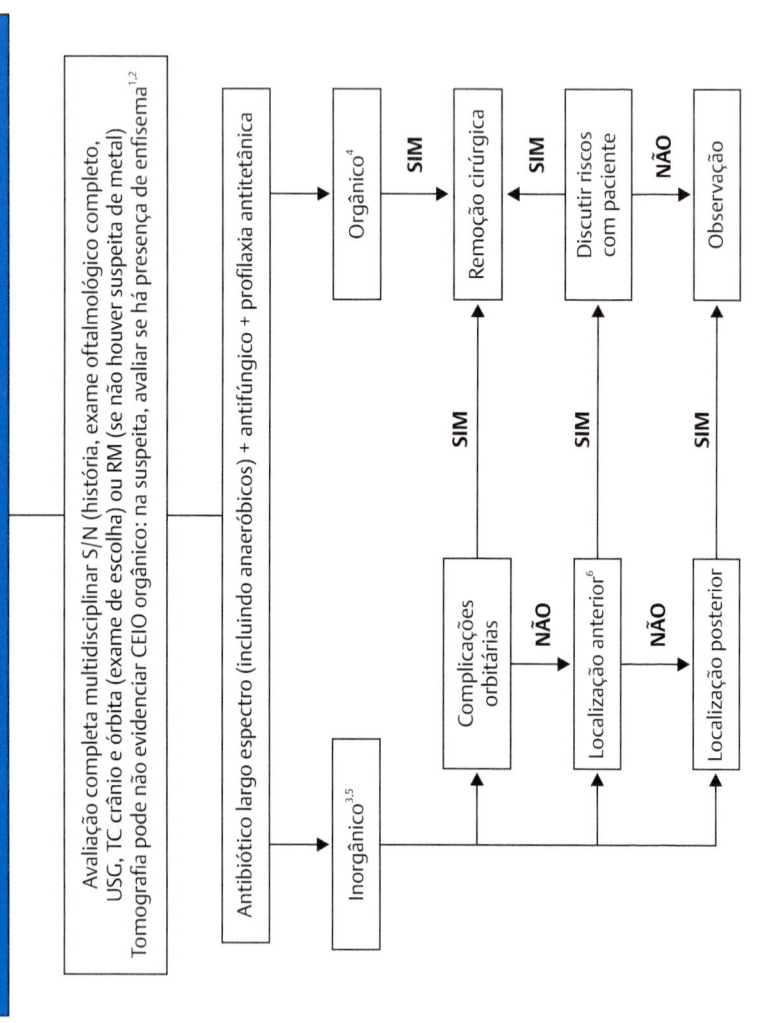

REFERÊNCIAS BIBLIOGRÁFICAS
1. Cartwright MJ, Kurumety UR, Frueh BR. Intraorbital wood foreign body. Ophthalmic Plast Reconstr Surg. 1995 Mar;11(1):44-8.
2. Fulcher TP, McNab AA, Sullivan TJ. Clinical features and management of intraorbital foreign bodies. Ophthalmology. 2002;109:494-500.
3. Ho VH, Wilson MW, Fleming JC, Haik BG. Retained intraorbital metallic foreign bodies. Ophthalmic Plast Reconstr Surg. 2004 May;20(3):232-6.
4. Bayramoğlu SE, Sayın N, Erdogan M, Yıldız Ekinci D, Uzunlulu N, Bayramoglu Z. Delayed diagnosis of an intraorbital wooden foreign body. Orbit. 2018 Dec;37(6):468-71.
5. Ho VH, Wilson MW, Fleming JC, Haik BG. Retained intraorbital metallic foreign bodies. Ophthalmic Plast Reconstr Surg. 2004;20(3):232-6.
6. Close JK, Shiels WE 2nd, Foster JÁ, Powell DA. Percutaneous ultrasound-guided intraorbital foreign body removal. Ophthal Plast Reconstr Surg. 2009;25:335-7.